# 輪迴八十六次的生命覺醒之旅

當精神科醫師與靈性大師相遇，
十六場探索前世今生的對話，
喚起內在深處的自我療癒力

Many Lives, Many Masters:
The True Story of a Prominent Psychiatrist,
His Young Patient, and the Past-Life Therapy
That Changed Both Their Lives

布萊恩・魏斯（Brian L. Weiss）——著
林怡孜——譯

高寶書版集團

獻給我的妻子卡蘿，

妳的愛滋養和支持我的時間遠超過我記憶中的歲月。

我們將永遠在一起，直到時間盡頭。

我將感謝與愛獻給我的孩子，喬丹和艾咪，感謝你們原諒我在寫這本書時，從你們那裡偷走了那麼多相處的時間。

我還要感謝妮可．帕斯科，感謝她將治療會談的錄音帶轉成文字。

感謝朱莉．魯賓在閱讀本書初稿後，提供非常寶貴的建議。

由衷感謝西蒙與舒斯特出版的編輯芭芭拉．蓋斯，用她的專業知識和勇氣讓這本書得以誕生。

我對所有在此書誕生過程中協力的所有人，表達深深的感謝。

# 目錄
CONTENTS

# 前言

我知道，一切事物發生都有其用意，也許我們沒有足夠的洞見或先見之明，無法在事件發生的當下立刻明白它的意義，但只要給予時間和耐心，答案便會自然浮現，凱瑟琳（Catherine）的案例就是這樣。

我們在一九八〇年初次碰面，她當時二十七歲，深受焦慮、恐慌發作和多種恐懼症狀所苦，來我的診間尋求幫助。雖然這些症狀從孩提時期起就已經跟隨她多年，但近來變得十分嚴重。她發現自己不堪情緒重負，連維持日常生活都十分勉強，被這樣的情況嚇壞了，人也因此變得憂鬱。

跟她陷入混亂的人生相比，我的生活可以說是一帆風順。我有美滿穩定的婚姻，兩個年幼可愛的孩子，事業也蒸蒸日上。

事實上，我的人生幾乎從一開始就顯得順風順水，一切都非常順理成章。我在充滿愛與關懷的家庭中成長，唸書取得好成績對我來說易如反掌，並在大二就早早立定志向要成為一名精神科醫師。

一九六六年，我以優異的成績從紐約哥倫比亞大學畢業，一九七〇年在耶魯大學醫學院取得醫學學位，接著又前往紐約大學的貝爾維尤（Bellevue）醫學中心完成實習，再回到耶魯大學接受精神科醫師的住院醫師專業訓練。

受訓完成後，我接受了匹茲堡大學的教職，兩年後又轉到邁阿密大學，擔任精神藥理學部門的負責人。我在那裡持續研究生物心理醫學和藥物濫用，逐漸嶄露頭角，取得了廣泛認可。

四年後，我不只順利升職成為醫學院的精神醫學部副教授，也在與學校合作的大型醫院中擔任精神醫學科主任。在學術研究方面，則累積出版了共三十七篇論文和合著書籍。

多年來的嚴格訓練，讓我總是以科學家和醫者的角度看待一切，毫不意外地，我和從事醫學的許多同行一樣，落入了狹隘的保守思維。那時的我，對於任何無法透過傳統科學方法驗證的事物都抱持著懷疑的態度。我不是沒注意到全國有許多知名大學都在進行心靈學（超心理學）的相關研究，但這個主題絲毫無法引起我的興趣，畢竟相關說法都太牽強又難以置信了。

接著，我遇到了凱瑟琳。一開始，我用各種傳統療法幫助她緩解症狀，嘗試了十八個月，才因為病況毫無進展而採用催眠療法。在接下來的多次催眠狀態（trance）中，凱瑟琳不只回憶起造成她種種症狀的「前世」經歷，還能擔任與高度進化的「靈體」溝通的管道角色，揭露許多與生死有關的奧祕。在短短的幾個月內，她的症狀完全消失了，和剛來時判若兩人，身上流露著幸福和平靜，重新投入生活。

這超出了我的背景知識所能解釋的範圍。我帶著全然的驚訝和敬畏，見證這些療程。

我無法用科學解釋發生的一切，只能說，人類的心智有太多我們還不瞭解的領域。也許，在催眠狀態下，凱瑟琳真的能連接潛意識中儲存真實前世記憶的部分，又或者，她連接到的是精神分析師卡爾．榮格所說的集體潛意識。根據他的理論，那是一個環繞著我們無所不在的能量源，其中包含了全體人類的記憶。

科學家們正開始尋找這些問題的答案。如果我們進行研究，努力揭開與心智、靈魂、生死循環存續相關的種種謎團，瞭解前世記憶對今生行為的各種影響，人類社會將能大大受益。顯然我們也有數不清的主題能夠延伸探索，尤其是在醫藥、精神醫學、神學和哲學領域。然而，相關領域中符合科學要求的研究才剛剛萌芽，雖然有大量資訊被發現，但讓大眾接受的過程卻緩慢又充滿阻礙。不只是科學家，一般人也認為這個概念難以接受。

縱觀歷史，人類對於改變和新想法一開始總是充滿了抗拒，類似的前例不勝枚舉。當伽利略發現木星有多個衛星時，當時的天文學家為了保護既有的信念，拒絕接受這個發現，甚至連對這些星體多看一眼都不願意。而當代的精神醫師和治療師，也拒絕檢視或評估身體死亡後靈魂是否存續以及前世記憶的治療效果。這和那些天文學家有何不同呢？兩者都選擇閉上雙眼忽視現實。

這本書是我的微小貢獻，希望能促進正在蓬勃發展的心靈學領域，特別是關於生前和死後經驗的心靈學分支。你讀到的每個字都是真實的，沒有一絲誇大。

我僅僅刪去那些讀起來過於重複的部分，並且稍微修改了凱瑟琳的相關資訊，好保護她的身分。

我等了四年才寫下這次經驗，花了四年才累積足夠的勇氣，冒著毀掉專業聲譽的風險，公開這些不符合傳統醫學知識的資訊。

那是某個晚上，我在洗澡的時候，突然有一股必須把這個經驗全部記錄下來的衝動。我強烈感覺到時機對了，我不應該再隱藏這些資訊，我學到的東西不能只是我的私人故事而已，必須要與他人分享。

這些知識透過凱瑟琳傳給了我，現在我必須讓它透過我傳達給他人。我不是沒想過這麼做可能會面臨嚴重的後果，但無論後果如何慘痛，都比不上沒能把這些關於靈魂不滅和生命真諦的知識散播出去。

我衝出浴室，在書桌前坐下，拿出與凱瑟琳進行療程時留下的一卷又一卷的錄音帶。我伏案工作到凌晨，突然想到從匈牙利前來美國，早在我青少年時期就過世的祖父。

每次我因為恐懼無法決定要不要冒險時，他總會操著濃重的口音，用他最喜歡的口頭禪鼓勵我。

「管他的，」他總是這麼說，「管他的。」

# 第一章　童年創傷

我第一次見到凱瑟琳時，她穿著一身鮮艷的紅色洋裝，坐在等候室緊張地翻著雜誌。她的氣息顯得十分短促，在此之前，她已經在精神科辦公室外的走廊來回踱步了二十分鐘，努力說服自己依約出現，不要逃跑。

我走進等候室迎接她，握手問候時，發現她的手掌又濕又冷，顯然十分焦慮。我事後才知道，她之所以會來，是因為有兩位她信任的友人是我的同事，他們都大力推薦我。即便有他們的背書，她還是花了兩個月才鼓足勇氣預約。這中間經歷許多內心掙扎，但她總算是來了。

凱瑟琳是非常有魅力的女性，有一頭金色的中長髮和深棕色的深邃雙眸。她當時在我擔任精神科主任的醫院內擔任實驗室技術員，下班後也當泳裝模特兒賺點外快。

我領著她走進診療室，經過沙發，走到我辦公桌前的寬敞皮製椅子。我們隔著半圓形的辦公桌面對彼此坐下，凱瑟琳靠著椅背一言不發，不知道該從何說起。我認為由她開場比較好，耐心等了一下，但幾分鐘後，仍舊沉默。我便開始詢問她的過往，想瞭解她是誰，為什麼要來見我。

凱瑟琳一邊回答我的問題，一邊分享了她的生命故事。她是排行中間的孩子，生長在麻薩諸塞州（Massachusetts）小鎮的一個保守天主教家庭，大她三歲的哥哥很有體育天賦，作為男孩子的他享有她想也不敢想的自由，而父母雙方最偏愛的孩子是她的妹妹。

當我們開始聊到她的症狀時，我注意到她的神色立刻僵硬、緊張起來，語速也變快了。她傾身向前，將手肘靠在桌面上。她告訴我，自己一直以來深受恐懼所苦，她害怕水，害怕噎到窒息所以連藥片也不能吞，甚至還害怕飛機、黑暗，死亡更是讓她嚇壞了。

這幾年來，恐懼變得越來越嚴重，為了有安全感，她常常睡在公寓的衣帽間裡面，但即使這樣，也要翻來覆去兩、三個小時才能睡著，好不容易入睡後，睡眠也並不安穩。她常常驚醒，甚至從她孩童時期就經常困擾她的惡夢和夢遊症狀都再次出現了。這些恐懼和症狀持續侵蝕著她，她變得越來越憂鬱。

在凱瑟琳傾訴時，我可以感覺到她的病況十分嚴重。但我很有信心，畢竟執業以來，我也幫助過不少像凱瑟琳一樣的病人擺脫恐懼。我決定從她的童年著手，尋找這些問題的根源。根據我的經驗，由此得到的洞察，通常能夠緩解焦慮。當然，如果她能克服對吞藥的恐懼，我也可以視必要性開一些溫和的抗焦慮藥物給她，讓她好受一點。

在那個時候，我設想的是標準的教科書診療方式，另外，對於長期的重度恐懼和焦慮症，我也認為使用鎮定劑或抗憂鬱藥物是合理的作法。現在的我鮮少使用這類藥物，即使非得要用，也只是把它當作暫時的手段，因為沒有藥物能真正從根源解決這些症狀，這是凱瑟琳以及其他類似病人的治療經驗教會我的事。現在的我知道，這類病症確實有治癒的良方，不應該只是把症狀壓抑或掩蓋起來。

在我們初次會談時，我發現凱瑟琳記得的童年回憶非常少，即使我不停輕柔引導她回顧生命的頭幾年，成果依然有限。我在心裡提醒自己，也許可以嘗試對找回淡忘記憶特別有效的催眠療法。在那次的療程中，她沒有回想起任何重大兒時創傷經驗，足以解釋她現在的多重恐懼有多嚴重。

但在她挖空腦袋努力回想時，確實有幾件看似相關的事。她五歲的時候，有人從跳水板上把她推入泳池，那次她嚇壞了，但她說即使在那之前，她在水裡也很不自在。凱瑟琳十一歲時，母親陷入重度憂鬱，和家人停止交流，嚴重程度讓她必須到精神科就診，接受電擊治療，但治療的副作用導致她很難記得事情。這次的經驗也對凱瑟琳造成陰影，但隨著母親病況好轉，再次恢復「正常」，凱瑟琳的恐懼也就隨之消散。她的父親有長年酗酒的問題，凱瑟琳的哥哥有時得去附近酒吧扛他回家，日趨嚴重的酒癮造成夫妻失和，吵完架的母親會變得情緒不穩和冷淡。然而，凱瑟琳認為這樣的家庭相處模式很常見，沒什麼大不了的。

凱瑟琳的社交生活則順暢得多，她從高中就開始約會，也很順利地在學校交到朋友，大部分成為多年老友，保持著聯絡。然而，她發現自己很難相信別人，尤其是不屬於她密切來往的朋友圈的人。

在宗教方面，她的信仰單純且毋庸置疑。她的家庭環境讓她深信天主教的理念和生活方式，且從未對自己的信仰感到懷疑或動搖。她相信只要自己是個好天主教徒，好好遵循天主教的生活方式，虔誠參與儀式，死了就能進入天堂，否則就會墮入煉獄或地獄；掌管一切的天父和神子會對靈魂的去處做出明智的決定。

我後來才知道，凱瑟琳並不相信轉世。事實上，她連這個名詞也不瞭解。雖然她曾讀過一些印度教的相關資料，轉世仍是與她的家庭背景和知識完全相悖的概念。她從未讀過任何形而上學或神祕學的文獻，對這些主題也毫無興趣。她的信仰可說是十分堅定。

高中畢業後，凱瑟琳完成了一個兩年制的技術訓練課程，成為一名實驗室技術員。有了一技之長，再加上哥哥離家搬到了佛羅里達州的坦帕（Tampa），受到鼓勵的凱瑟琳便隨著他的腳步，在一家與邁阿密大學醫學院合作的邁阿密大型教學醫院找到了工作。她在一九七四年春天搬到邁阿密，當時二十一歲。

當然，在邁阿密生活比在小鎮要困難得多，但能因此遠離家庭的種種問題還是讓她非常高興。

凱瑟琳在邁阿密的第一年，認識了史都華（Stuart）——猶太人，已婚，有兩個小孩，和她之前的所有約會對象都截然不同。他是成功的醫生，體格強壯，性格強勢，兩人都在對方身上感到無法抗拒的吸引力，但這段地下戀情並不穩定，充滿起伏波折。

史都華身上有種莫名的特質，喚醒她身上的熱情，讓她感覺自己像是被下了蠱。凱瑟琳開始治療時，他們的戀情已持續了六年，即使相處並不順利，但兩人間吸引力絲毫未減。凱瑟琳對於史都華不斷撒謊、失信和操控非常憤怒，卻無法離開並未善待自己的戀人。

在來見我的前幾個月，凱瑟琳為了移除良性結節而接受了聲帶手術。手術之前，她十分焦慮，但在恢復室醒來時，她更進入極度驚恐的狀態，護理人員花了好幾個小時才讓她平靜下來。

休養出院以後，她決定向愛德華．普爾醫生（Dr. Edward Poole）求助。凱瑟琳因為工作結識了親切的小兒科醫生愛德，兩人一見如故，變成親近的朋友。凱瑟琳毫無保留地和愛德分享許多自己的事，包括她的恐懼、和史都華的關係，以及她感到生活正逐漸失去控制。

愛德堅持要她和我約診，而且只能是我，不是其他精神科同事。接著愛德還特別打電話給我，告訴我雖然其他精神科醫師同樣優秀，但他有個直覺，只有我能真的幫到凱瑟琳。然而，凱瑟琳始終沒有來找我。

八週一下子就過去了。由於精神科的繁重科務，我忘了愛德的來電，凱瑟琳的恐懼和焦慮則越發嚴重。我們醫院的手術部門主任醫師法蘭克．艾克（Dr. Frank Acker）和凱瑟琳已相識五年，他們並不熟，只有在法蘭克每次造訪實驗室遇上時，他們才會閒聊、鬥嘴幾句。連他都注意到她顯得鬱鬱寡歡，狀態明顯緊繃，好幾次想開口詢問，但又覺得不好多言。

某天下午，法蘭克開車到一個郊區的小醫院演講，在路上剛好看到住在那附近的凱瑟琳正準備開車回家。不知哪來的衝動，他揮手示意要她停到路邊，「我覺得妳應該現在就去找魏斯醫生看診，」他隔著窗戶對她如此大喊，「別再拖了。」雖然手術醫師確實屬於跟著直覺走的族群，但法蘭克對自己突如其來的強烈表達還是嚇了一跳。

凱瑟琳的恐慌和焦慮發作的頻率越來越頻繁，持續時間也越來越長，她開始反覆作兩個惡夢。在其中一個夢境裡，她正在開車過橋，但橋突然崩毀，車子直落入水中，受困車內的她逐漸缺氧溺斃。在第二個夢境中，她被困在一絲光線也沒有的暗室中，腳下不停被東西絆到跌倒，一直找不到出口。最後，情況惡化到她終於願意來見我了。

在我第一次和凱瑟琳進行會談時，我渾然不知自己的人生即將迎來翻天覆地的變化，也完全料想不到，這名坐在對面驚恐、無助的女人將會徹底改變我，讓我再也無法用以往的舊方式看待生命。

# 第二章　前世記憶

接下來的十八個月，凱瑟琳每週來見我一到兩次，進行密集的心理治療。她是個模範病人，善於表達自己，能夠從經驗中歸納洞見，並且強烈希望自己盡快好起來。

我們在治療期間深入探索了她的感受、思考和夢境，她瞭解了自己一再出現的行為模式，對自己有新的體認和理解。她能回憶起的過往細節也越來越多，像是受到在商船當水手的父親長年離家的影響，以及他在貪杯之後偶爾出現的暴力行為等。她對於自己和史都華糾纏的關係有了更深的認識，也能更恰當表現自己的憤怒了。

我感覺她的症狀至此應該有所進步，因為在體認到過去的經驗如何造成當下的陰影，認出並糾正來自過去已不再適用於現況的行為模式，並從更宏大、更超然的視角觀察自己、看待問題，發展出深入的洞察之後，幾乎所有患者的症狀都會有所改善，但凱瑟琳不見起色。

她仍然深受焦慮和恐慌的折磨，還反覆作著鮮明的惡夢，也仍舊極度恐懼黑暗、水和被困在封閉空間中。她的睡眠片段且分散，無法得到充分休息，心跳急促也困擾著她，但她還是拒絕服用藥物，害怕吞服藥片噎住造成窒息。

我覺得自己似乎撞上了難以跨越的高牆，無論怎麼努力，那堵牆始終巍然聳立，我們兩個都無法跨越。但是伴隨著強烈的挫折感，我也湧出一股堅定的鬥志：我一定要找出幫助凱瑟琳的方法。

接著，發生了一件怪事。凱瑟琳非常害怕搭飛機，每次飛行時都得喝好幾杯酒才能讓自己順利度過航程，但她在一九八二年春天，仍然陪著史都華出席一場在芝加哥的醫學會議。旅途期間，她硬是拉著史都華陪她參觀美術館的埃及文化展覽，並參加導覽行程。

凱瑟琳對古代埃及文物和仿製相關時期遺跡的物品一直很有興趣，她算不上學者，也從來沒有研究過那段時間的歷史，但那些東西總是讓她感到熟悉親切。

在導覽員說明部分展品時，凱瑟琳忍不住開口反駁，而且她居然是對的！不只導覽員感到驚訝，她自己也覺得不可思議。她怎麼會知道這些事？為什麼她這麼強烈堅信自己是對的，甚至還在大庭廣眾下糾正專業導覽員？難道是她童年時曾經學過這些事，但忘記了嗎？

結束旅程後的療程中，她和我分享了這次經驗，我便再次建議她試試催眠。其實幾個月前我也提過，只是她因為害怕而十分抗拒。這次，她勉強同意了。

催眠是幫助病患回憶起久遠、早已遺忘事件的好方法，這件事情本身並不神祕，就是進入極度專注的狀態而已。在受過良好訓練的催眠師引導之下，患者能夠全然放鬆身體，讓記憶變得鮮明。

我催眠過數百位病患，發現這個療法對於降低焦慮、消除特定恐懼、改變不良習慣和幫助回想被壓抑的記憶，都很有幫助。有的時候，我能成功讓患者回到幼兒時期，甚至是兩、三歲的時候，讓他們找回並不記得但仍在擾亂生活的創傷記憶。我對於催眠能幫助凱瑟琳很有信心。

在我的指示下，凱瑟琳在沙發上躺下，頭靠著小枕頭，兩眼輕輕閉上。我們先從呼吸開始，每次吐氣，她都將累積在體內的緊張和焦慮呼出釋放，而每次吸氣則進入更加放鬆的狀態。

幾分鐘的呼吸練習之後，我請她想像肌肉正在一吋一吋地放鬆，先從臉部肌肉和下顎開始，接著是肩頸、手臂、背部和胃，最後是腿。她感覺像是慢慢沉入了沙發裡，越沉越深。

接著，我引導她想像一團白光在她的頭上，進入她的身體，然後白光慢慢擴散到她的全身，此時身體裡的每一條肌肉、每一根神經和所有內臟都變得極度放鬆，進入深沉的放鬆、平靜狀態。她越來越想睡，也感到越來越沉靜，最後在我的指引之下，光充滿了她的全身，包裹著她。

我從十倒數到一。隨著數字減少，她越來越放鬆，催眠狀態也不斷加深，她能夠專注於我的聲音而不受其他背景噪音干擾。在我數到一時，她已經處在深度的催眠狀態了，整個過程費時約二十分鐘。

我暫停休息了一下，接著開始引導她回到過去，要求她一步步往回推想更早期的記憶，整個過程中她都保持著深度的催眠狀態，也能回答我的問題。她想起自己六歲時在牙醫診所的創傷體驗，也生動描述了五歲時從跳水板被推到泳池中的恐怖經驗。當時她喝了很多水，嚴重嗆咳，在描述時，沙發上的她也開始咳嗽了起來。我告訴她，那件事已經結束了，她現在不在泳池裡。她的咳嗽停止了，呼吸也恢復正常，同時仍維持在深度的催眠狀態中。

她回想起最具創傷性的可怕事件，那是她三歲發生的事。她半夜在黑暗的房間中醒來，察覺父親出現在自己房裡，他滿身酒氣，凱瑟琳說自己聞到了他的酒臭。他觸摸、揉捏她的身體，包括「下面那邊」，驚嚇的她哭了起來，但父親用粗糙的手摀住了她的嘴巴，她無法呼吸。

在我辦公室的沙發上，想起塵封二十五年往事的凱瑟琳哭了起來。我覺得我們已經找到答案了，一切的癥結就在這裡。我很確定她的症狀會神奇地快速消失。我輕柔地告訴她那件事已經過去，她已經不在那間房間裡了，她現在處於催眠狀態，正在平靜地休息。她止住了啜泣。

我把她帶回目前的年紀，用結束催眠的技巧指示她記得回想起的一切，接著讓她脫離催眠狀態。接下來的療程時間，我們都用來討論突然浮上意識的這個重大創傷經驗。我試著幫助她接受並整合這個「新的」認知，她因此更瞭解自己與父親的關係、他對自己的反應、他漠不關心的態度和自己對他的恐懼。她離開辦公室時仍在發抖，但我知道，雖然憶起創傷會造成一時不適，但得到的珍貴理解會讓一切值得。

由於挖掘出這段埋藏得很深的痛苦記憶，我完全忘記要在她的童年中找尋與埃及文物相關的回憶。但那也不是重點，她對自己的過去瞭解得更深了，根據我的預期，在這次透過催眠回憶起多樁創傷性的體驗以後，凱瑟琳的症狀會有明顯的改善。

但下禮拜回診時，她告訴我所有的症狀還在持續著，絲毫沒有減輕。我非常驚訝，完全不懂是哪裡出了錯？難道三歲之前還有其他的創傷經驗嗎？她回想起的記憶已經能充分解釋她為何害怕嗆咳窒息、水和被困在封閉空間，但讓人癱瘓的恐懼和症狀，不受控制的焦慮感居然還在持續困擾著她的生活？連那些駭人的惡夢也沒有消失？我決定要帶她回到更早的過去。

這次在催眠狀態下，凱瑟琳與我對話時，聲音極低，但緩慢清楚。正因為如此，我才能夠完整記錄，原原本本引用她說出的話。（刪節號代表她話語中的停頓，而非我做了任何刪節或編輯。然而，為了簡潔起見，我省略了某些重複的內容。）

我慢慢帶著凱瑟琳回到兩歲的時候，但她想不起來這一年發生過任何有意義的事件，於是我堅定、清楚地說：「回到引發妳症狀的時間。」接著，超乎我想像的事發生了。

「我看到某棟建築物前的白色階梯，一棟很大的白色建築物，有柱子，前面是開放式的，沒有門。我穿著一件長洋裝……像是用一種粗糙材料製作的布袋。我的頭髮編了辮子，金色的長頭髮。」

我被弄糊塗了，不是很確定現在是什麼情況。

我問她這是哪一年，她叫什麼名字。

「婀隆妲（Aronda）……我十八歲。我看到建築物前面有一個市集，有很多的籃子。人們把籃子扛在肩膀上。我們住在谷地……這裡沒有水。這是西元前一八六三年。這裡的土地長不出東西，很熱，很多沙。有一口井，沒有河。水從山上流到谷地裡。」

她說了一些地形細節後，我要她往前幾年，告訴我她看到什麼。

「有樹和石頭鋪的路。我看到火上在煮東西。我的頭髮是金色的，我穿著粗糙的褐色長洋裝和涼鞋。我二十五歲。我有一個小孩，她的名字叫克蕾埃斯塔（Cleasrta）……她就是瑞秋。（Rachel，瑞秋是她的外甥女，她們的關係一直很親近。）天氣很熱。」

我驚訝地說不出話，胃也絞痛起來，房間突然變得寒冷。她描述的畫面和言詞聽起來非常確定，一點也沒有遲疑的樣子。名字、日期、衣著和樹木，她看到的一切如此清楚！這到底是怎麼回事？她當時的小孩怎麼可能變成她的外甥女？我越來越困惑。

我在精神醫學科問診過上千名病患，也催眠過很多人，但從來沒有人說出這樣的奇想，這種情節我連作夢也想不到。我要她前進到死亡的那一刻。我不確定要怎麼和進入如此鮮明幻覺（或記憶）的病人互動，但我決定繼續找尋創傷的記憶，也許能解釋她目前的恐懼和症狀，而和死亡相關的事件很有可能造成巨大創傷。從她接下來的描述，死亡時，顯然有洪水或海嘯正在摧毀村莊。

「洶湧的波浪把樹木推倒，沒有地方可逃。很冷，水非常冷。我必須救我的孩子，但我沒辦法……只能緊緊抱著她。我淹死了，水嗆得我窒息，我沒辦法呼吸也沒辦法吞嚥……很鹹的水。水把我的孩子從懷抱裡捲走了。」凱瑟琳喘著氣，呼吸十分費力。突然她的身體放鬆下來，呼吸也變得沉穩均勻。

「我看到雲……孩子跟我在一起，還有其他村民。我看到我哥哥。」

她在休息，這一世結束了。她仍然處於深度催眠的狀態。

我動彈不得！前世？轉生？我受過臨床訓練的頭腦告訴我，這些話不只是想像，她並沒有捏造這一切。她的想法、表達、對具體細節的注意，都和她平常清醒的神態不同。我的腦中閃過各種可能的精神疾病診斷，但她的精神狀態和人格架構都無法合理解釋她剛剛吐露的話。

思覺失調症？不對，沒有任何徵兆指出她可能患有認知或思考障礙，她沒有產生過聽力幻覺或是聽到有聲音對她說話，也沒有在清醒時產生幻視，或者是任何其他類型的精神障礙發作症狀。她沒有妄想傾向，也沒有脫離現實的跡象。她也沒有多重人格或人格分裂，只有一個凱瑟琳，而且她的意識也清楚知道這點。她沒有反社會傾向，也不是演員，更沒有吸毒或服用產生幻覺的藥物，她也很少喝酒。沒有任何神經或心理疾病能夠解釋她在催眠狀態下吐露的這種生動逼真的體驗。

她描述的確實是某種記憶，但是是哪裡來的記憶？我的直覺告訴我，我遇上了大事，但我對轉世和前世記憶所知不多。我告訴自己，這不可能，我受過科學訓練的頭腦無法接受這樣的事，但這件事確實就在我的眼前發生了。我雖然無法解釋，但我也不能否認它的真實性。

「繼續說，」我邀請她說下去，雖然感到不安，但眼下發生的事也令我著迷與好奇，「妳還記得其他的事嗎？」她回想起另外兩世的片段。

「我穿著有黑色蕾絲的洋裝，頭上也戴著黑色蕾絲，我的頭髮是深色的，夾雜著白髮，這是西元一七五六年。我是西班牙人，我叫露依莎（Louisa），五十六歲。我在跳舞，其他人也在跳舞……（停頓許久）我生病了，我在發燒，流著冷汗……很多人都生病了，很多人死掉……醫生不知道是水害大家生病的。」我要她把時間往前推，「我病好了，但頭還很痛，因為發燒，我的眼睛和頭還是很痛，是水害的……很多人死了。」

後來她告訴我，這一世她是妓女，但那時因為覺得丟臉而說不出口。很顯然，即使在催眠狀態中，凱瑟琳仍然能自行決定要不要把回憶描述給我聽。

由於凱瑟琳在古老的前世中認出了她的外甥女，我突然衝動地問她，在這一世我有沒有出現。我很好奇，在她的回憶中，我是否有扮演任何角色，又是怎樣的角色？她一改先前緩慢清楚的低語，快速回答了我的問題。

「你是我的老師，坐在窗檯邊教我們書裡的東西。你年紀很大了，還有白頭髮，你穿著鑲金邊的白洋裝（長袍）……你的名字叫第歐根尼（Diogenes）。你教我們符號、三角形，你很有智慧，但我聽不太懂。這是西元前一五六八年。」（這大概比著名的希臘犬儒哲學家第歐根尼早了一千兩百年，這個名字在當時並不罕見。）

第一場前世療程就在這裡劃下句點，接下來還有許多更令人驚嘆的體驗。

凱瑟琳離開過後的幾天裡，我不停思考著她在催眠中描繪的細節。這確實是值得思考的事。即使是一次「普通」的一小時療程，其中發生的所有細節都會被我反覆咀嚼、分析，更別提這是一場絕不「普通」的療程了。另外，我對於死亡後的生命、靈魂出竅和所有相關現象都抱持高度懷疑。畢竟，遵循邏輯的我難免要想，這可能只是她的幻想罷了，我可沒辦法驗證她的言論或描述的影像，但我同時也很清楚，腦裡有另外一個聲音──比較微弱也比較遙遠、冷靜，那個聲音在說，保持開放的心態，真正的科學始於觀察，她的「記憶」也許不是幻想或想像，也許除了眼見為憑和五感能偵測的事物，還有更寬廣的世界。保持開放的心態，收集更多資料。

我也忍不住想到另一個惱人的問題，像凱瑟琳這麼容易焦慮和恐懼的病人，會不會因此害怕，抗拒再次進行催眠呢？我決定不要主動聯絡，讓她也好好消化這次經驗，一切等下個禮拜再說。

# 第三章　短暫回顧一生

一個禮拜後，凱瑟琳輕快地踏入我的辦公室，準備再次接受催眠療程。她本來就是個美麗的女子，但今天顯得格外光彩照人。她興奮地宣布困擾自己一輩子的溺水恐懼已經消失了，對於嗆咳窒息的恐懼有所減輕，橋崩毀的惡夢也不再出現了。她仍記得前世記憶的細節，但還不知道該怎麼看待這些回憶。

畢竟前世和轉生的概念與她的世界觀格格不入，但她的記憶這麼生動鮮明，畫面、聲音甚至氣味都極度清楚，身處那些地方的感受如此強烈，她不得不相信自己確實去過那裡。對這個結論她毫不懷疑，畢竟體驗太過真實，她不得不信。然而，她也很憂慮，要是這是真的，那她成長過程中接受的信仰和教育難道是假的嗎？

另一方面，我在上週療程結束後，重新複習了大一在哥倫比亞修的比較宗教課程的教科書，書裡提到《舊約》和《新約》其實都提到了轉世。但西元三二五年時，羅馬君士坦丁大帝和他的母親海倫娜把《新約》裡提到轉世的部分刪去了。西元五五三年的第二次君士坦丁堡會議確認了這次刪減，並宣告轉世概念為異端。

這麼做的原因十分明顯，因為若是人們相信能有來世，尋求救贖的急迫性自然會降低，可能弱化逐漸茁壯的教會力量。然而，經文裡確實提到過轉世。古代時教會人員接受轉世這個概念，甚至包括亞歷山大城的聖革利免（Saint Clement）、俄利根（Origen）、聖杰羅姆（Saint Jerome）和許多早期諾斯底教徒（Gnostics），他們都相信自己在此生前曾經活過，死了以後還會再來。

不過，我和他們不一樣。我從不相信轉世，我甚至沒有真的花時間思考過這件事情。雖然早年的宗教訓練告訴我，人死後有個像是靈魂的東西存在，但我並不買帳。

我們家有四個孩子，我是老大，每個手足都差三歲。我們住在紐澤西叫做紅岸（Red Bank）的濱海小鎮，生活在保守的猶太教社群裡。我在家裡是負責維護和諧與秩序、協調大家感情的角色，我的父親則是家裡最虔誠的教徒，花許多時間參與宗教活動。他對信仰抱持著嚴肅的態度，就像他看待人生各項事物的態度一樣。

在他的生命中，孩子的優秀學業成績是他最大的喜悅來源。如果家裡有任何意見不合或吵鬧，他很快就會感到不悅，變得冷淡退縮，我只好出面調解。這個早年經驗對我後來在精神醫學科受訓和發展事業很有幫助，但回想起來，它也讓我失去了童年，過早學會做出穩重負責的樣子，也接著成為一個非常嚴肅的青年，總是習慣扛起許多責任。

我的母親是一個總是在表達愛意的人，她的世界裡沒有界線這個概念。比起我的父親，她的思想更為單純，但憑著本能，她知道怎麼用罪惡感、犧牲、羞恥感和為孩子著想來逼我們就範。雖然如此，她也是個非常開朗的人，我們總是能夠從她身上獲得源源不絕的愛和支持。

我父親的工作是商業攝影師，算是不錯的工作，我們從來沒有餓過肚子，但家裡的經濟並不寬裕。我九歲的時候，最小的弟弟彼得（Peter）出生了，一家六口人擠在只有兩個房間，外面有個小小花園的狹小一樓公寓。

那樣的生活幾乎時刻都很吵鬧，我因此學會躲到書本裡。不打棒球或籃球的時候，我幾乎都在看書，這三件事是我兒時最大的樂趣。小鎮生活雖然很舒服，但我仍然想走出去，我知道唯一能離開這裡的方法是受教育，因此總是保持名列前茅。

等我終於爭取到哥倫比亞大學的獎學金時，已經長成了一個嚴謹又勤奮的青年，這樣的性格讓我在學習上從來沒有遇到任何困難。我大學主修化學，以優異成績畢業之後，決定要成為一個精神醫師，因為這個領域結合了我對科學的興趣和對人類心智運作方式的無窮好奇。另外，從事醫學也能讓我表達對他人的照顧和關懷。

在求學時代，某年暑假我到卡茨基爾山（Catskill Mountain）旅館的餐廳打工，遇到來吃飯的卡蘿（Carole），我們立刻被對方所吸引，在彼此面前也一下就熟稔、自在起來。之後我們持續聯絡、約會、墜入愛河，在我大三的時候訂婚了。她既聰明又美麗，一切都非常美好。

關於生命、死亡或是死亡以後是否還有生命，很少是年輕人思考的主題。如果是事事一帆風順的年輕人，那就更不可能了，我當然也不例外。更何況，我那時是一名準科學家，正在學習以邏輯、不帶情緒又「有證據才能說話」的方式看待一切事物。

在耶魯大學求學和接受住院醫師訓練，更進一步強化了這個思維模式。我的研究論文探討大腦的化學作用，以及大腦組織用來傳遞訊息的神經傳導物質在其中所扮演的角色。之後我加入了生物精神醫學領域，這是一個新的流派，結合了傳統的精神醫學理論和新興的大腦化學研究技術。

我發表了許多科學論文，在地方性和全國性科學會議演講，並且在我的學術領域中取得了相當重要的地位。那時的我有些偏執、強硬，也不太懂得變通，這些都是醫生普遍有的特質。另外我也非常自信，認為不管誰走進我的診療室，我都能做出恰當的診療。

但對於凱瑟琳在沙發上化身為西元前一八六三年的少女婀隆妲這件事，我不知道如何應對。又或者，其實該說是婀隆妲經歷了數千年變成凱瑟琳？不管如何，凱瑟琳看起來狀態前所未有地好，並且再次出現在我的辦公室。

我還是擔心她可能會害怕再度進行催眠。出乎我意料的是，她完全做好了放鬆的準備，很快進入催眠狀態。

「我在把花圈丟到水面上，這是個儀式。我的頭髮是金色的，編著辮子。我穿著有金色花紋的褐色洋裝和涼鞋。有人死掉了，是皇室的成員……是個母親。我是宮廷的僕人，負責幫忙準備食物。我們把屍體放在鹽水裡三十天，然後去除水分，把內臟拿出來。我能聞到，聞到屍體的味道。」

她自動回到了婀隆妲那一世，但處於不同的時間點，回憶起負責處理死亡後屍體的職責。

「在不同的建築物裡，」凱瑟琳繼續說，「我能看到那些屍體，我們包裹屍體，但靈魂會繼續存在。人們把所有物帶著，為更好的下一世作準備。」她這個說法和我們對生死的觀念並不相同，像是埃及對死亡和來世的概念，在那個宗教信仰的體系中，死者可以帶走人世之物。

她離開了這一世，進入休息，停了好幾分鐘，又進入另一個顯然也非常久遠的時代。

「我看見冰，掛在洞穴中……石頭……」她模糊地描述了一個黑暗又陰森的地方，並露出很不舒服的樣子。接著她開始描述自己的模樣，「我又醜、又髒還很臭。」她再度離開，去了另外一個時間。

「這裡有一些建築物，還有一輛有石製輪子的推車。我的頭髮是棕色的，蓋了一塊布。推車裡有稻草。我很開心。我的父親也在這裡……他在擁抱我。那是……那是愛德華（堅持要她來見我的兒科醫師）。他是我的父親！我們住在長著很多樹的谷地裡，院子裡有橄欖樹和無花果樹。人們在紙上寫字，紙上有奇怪的標示，像是字母。人們整天都在寫字，建一座圖書館。這是西元前一五三六年。土地很空曠、荒蕪。我的父親叫柏修斯（Perseus）。」

這個年份和上個禮拜並不完全相符，但我確定她目前處於上禮拜回憶過的那一世，於是我帶她把時間往前，但仍然留在這一世。

「我的父親認識你（她指的是我）。你會和他聊莊稼、法律和政府的事。他說你很聰明，我應該聽你的。」我要她再把時間往前，「他（父親）躺在昏暗的房間裡，他又老又病。這裡很冷……我覺得很空虛。」她前進到死亡的那一刻，「我現在又老又虛弱。我的女兒也在這裡，在我的床邊。我的丈夫已經死掉了。我女兒的丈夫也在這裡，他們的小孩也是。旁邊有很多人。」

她這次死得很安祥，她在漂浮。漂浮？這讓我想到雷蒙德．穆迪博士（Dr. Raymond Moody）對於具有瀕死經驗的對象所作的研究，研究對象也有漂浮著又被拉回身體的記憶。我讀過他的書，但已經是好幾年以前了，我在腦中告訴自己要重新再讀一遍。我想知道凱瑟琳是否記得更多死後的事，但她只告訴我，「我就是漂浮著。」我帶她脫離催眠，結束了這次療程。

接著，我帶著強烈的好奇心翻遍醫學圖書館，把所有能找到關於轉世的科學論文都讀完了。我特別研究了醫學博士伊恩．史蒂文森（Ian Stevenson, M.D.）的著作，他是維吉尼亞大學倍受尊敬的精神醫學教授，在精神醫學界發表了許多廣泛深入的研究成果。

他的研究蒐集了超過兩千個案例，都是具有類似轉世記憶或體驗的兒童，許多研究對象展示了特殊的語言能力，能夠使用他們從未接觸過的外國語言。他的紀錄仔細完整，研究深入扎實，是非常傑出的科學研究。

我接著讀了由艾德加・米契爾（Edgar Mitchell）彙整相關資訊並以科學角度撰寫的優秀系統概述，又抱著極大興趣細讀了杜克大學蒐集的超感官知覺相關資料，以及布朗大學的杜卡斯（C. J. Ducasse）教授的著作。

我還仔細分析了馬丁・艾邦（Martin Ebon）博士、海倫・文拜（Helen Wambach）博士、葛楚・施邁德勒（Gertrude Schmeidler）博士、弗雷德里克・蘭茲（Frederick Lenz）博士和伊蒂絲・菲歐（Edith Fiore）博士的研究，而且讀得越多，就越想深入瞭解。

我開始明白，雖然我自認對人類心智的各方面都理解甚深，但還是非常侷限。這類研究和文獻累積起來有好幾棟圖書館，甚至多數研究都是由倍受尊敬的臨床專家和科學家進行，經過驗證並證明的，但還是很少人知道它們的存在。難道他們全都在哪裡出錯或受騙了？證據雖然看似可靠，我還是抱持著懷疑的態度。畢竟，即使證據充分，要相信這樣的事還是太困難了。

我意識到，我和凱瑟琳正各自以不同方式，深深地被所進行的療程影響；凱瑟琳的情緒狀態逐步改善，我則感覺到心智舊有的疆界正在拓寬。現在，面對著已被恐懼折磨多年的凱瑟琳，既然她終於開始好轉，無論這是真實的記憶還是逼真的幻想，我都不能放棄這個能夠幫助她的方法。

下一場療程剛開始時，上述這些念頭從我的腦海中閃過，而凱瑟琳則在進入深層催眠狀態。我們開始催眠之前，她告訴我自己作了一個特別鮮明的夢，夢裡有人在古老的石階上用有洞的方格板玩某種遊戲。由於我已經知道她能回溯到出生之前的時間和空間，所以就直接要她前往也許和這個夢的根源有關的那一世。

「我看到一座塔前的階梯……塔面對著山，還有海。我是個男孩……我的頭髮是金色的……奇怪的頭髮。我的衣服很短，褐色和白色，用動物皮做的。塔頂上有一些人，在向外看……守衛。他們看起來髒髒的，在玩一種遊戲，很像西洋棋，但不是。棋盤是圓的，不是方的。棋子尖尖的、像刀一樣，可以插到洞裡，上面還有獸頭。奇魯斯坦（Kirustan，此為拼音，寫法不明）領地？在荷蘭，大約一四七三年。」

我問她住的地方叫什麼名字，能不能看見或聽到一個確切的年份，「我現在在一個海港，土地延伸到海裡。有個堡壘……還有水。我看到一個小屋……我的母親用一個陶鍋在煮東西。我的名字叫喬翰（Johan）。」

她前進到死亡的那一刻。在這個階段，我還在尋找可能導致或解釋凱瑟琳症狀的單一重大創傷事件。雖然我無法肯定真假，但就算這些非常鮮明的畫面是幻覺，她的信念和想法仍然可能埋藏著症狀的根源。畢竟，我也見過因夢境而受到創傷的病人，有些人無法記得兒時的創傷是真的發生過或只是一場夢，但跟創傷有關的記憶仍舊驚擾著他們成年後的生活。

我那時還不全然明白，比起單一的創傷性事件，像是父母動不動加以嚴苛批評這種日常不斷發生的破壞性影響，一天天累積起來以後，對於心理能造成更大的創傷，而正是由於這些傷害融入了日常生活之中，會更難被憶起和驅除。

一個不斷被嚴苛批評的孩子自尊受損的程度，不會亞於一個曾在某個特定場合被嚴重羞辱的孩子；一個家境貧寒、餐桌上從來沒有足夠食物的孩子，和因為一次意外疏忽而差點餓死的孩子，可能會產生同樣嚴重的心理問題。我很快就會明白，在療程中找到那個日日不斷施加的負面影響，和找到單一重大創傷事件一樣重要。

凱瑟琳再度開口說話了。

「那裡有船，像獨木舟的船，漆著顏色鮮艷的油漆。普洛維登斯（Providence）地區。我們有武器，矛、彈弓還有弓箭，但更大一些。船上有很大、樣子奇怪的槳……每個人都得划。我們可能迷路了，天色很黑。沒有燈。我很害怕，除了我們還有其他的船（顯然是一群流匪）。我很怕那些動物，我們睡在骯髒、惡臭的動物毛皮上。我們在偵查。我的鞋子看起來很奇怪，像是袋子……用動物皮做的……在腳踝的地方綁起來。（停頓許久）我的臉因為火變得很熱。我的同伴在殺掉其他人，但我沒有，我不想殺人。我的手裡有刀。」

她突然發出咯咯的聲音，呼吸也變得費力，她說有個敵方戰士從後方環過脖子抓住她，用刀子劃破了她的喉嚨。她在死前看到對方的臉，那是史都華。他那時的樣子和現在不一樣，但她知道就是他。喬翰死時二十一歲。

接著她發現自己浮在身體上，看著下方的場景，她往上飄到雲裡，覺得又苦惱又困惑。很快地，她覺得自己被拉到一個「又小、又溫暖」的空間裡，她就要出生了。

「有人在抱著我，」她緩慢地用作夢般的口吻低聲說道，「是來幫忙接生的人。她穿著綠色的洋裝和白色圍裙，有白色的帽子，在邊角反摺。房間有奇怪的窗戶……很多邊。房子是石頭做的。我的媽媽有深色的長髮。她想抱我。她穿著奇怪的……粗糙的睡袍，摩擦到皮膚痛痛的。曬到太陽、再度感覺暖暖的很舒服……她是……她是我現在的媽媽！」

在前一次療程的時候，我告訴她要仔細觀察，看能不能認出在那些前世裡重要的人，是不是也是她作為凱瑟琳這一世裡重要的人。我讀過的文獻有多處提到，同一群靈魂通常會反覆一起轉世，在一世又一世的輪迴中解決彼此的業力（虧欠對方或自己的債，或者是要學習的功課）。

在我安靜、光線昏黃的辦公室裡，沒有其他人知道，我的眼前正上演一場不尋常又令人驚嘆的奇妙旅程，我一邊試圖理解，一邊試著驗證我在文獻裡讀到的資料。我認為自己需要應用過去十五年來在研究中嚴謹遵循的科學方法，好好評估從凱瑟琳口中流洩出的驚人資訊。

接下來，隨著療程進展，凱瑟琳漸漸發展出越來越強的特異能力。她對人和事都有異常靈敏的直覺判斷，事後也得到了驗證。我們進行催眠時，她開始能夠預期我接下來的問題，在我開口詢問前就會提供答案。她的許多夢境也都帶著預知或預測的意味。

有一次她的父母前來拜訪，父親對發生在她身上的事情表現出高度懷疑。為了證明一切都是真的，她帶著父親去了賽馬場，並且在他眼前預測了每一輪比賽勝出的馬，他簡直目瞪口呆。她發現自己成功取信於他以後，就走出賽馬場，把贏來的錢全部送給自己第一個遇上的貧窮街友。她下意識知道這個新得到的靈力不應該被用來謀取金錢利益，它有更崇高的目的。

她還告訴我，這種經驗對她來說有點嚇人，但她對於自己逐漸好轉感到非常開心，所以還是很期待能繼續回溯前世。對於她的超能力，我非常驚訝，但也十分好奇，特別是她在賽馬場的連贏紀錄。這是假不了的證據，她每一場都贏了，這不可能是巧合。這幾個禮拜發生的事情實在不合常理，我幾乎無法將所有的事情連結起來。我沒辦法否認她的超能力，既然這些能力是真的，而且也有充分的證據，這就表示她說的前世回憶也是真的？

現在她回到這一世自己剛出生的時刻，這一世似乎離現在更近，但她無法說出年份。她在這世叫伊莉莎白（Elizabeth）。

「我年紀大一點了，有一個弟弟和兩個妹妹。我看到桌上有晚餐……我的父親也在……他是愛德華（兒科醫生，在這一世再度成為她的父親）。我的母親和父親又再吵架了。晚餐是馬鈴薯和豆子。因為東西都冷了，他很生氣。他們老是吵架。他一直喝酒……他打媽媽。（凱瑟琳的聲音聽起來嚇壞了，身體明顯在發抖。）他會用力推小孩，他跟以前不一樣，不是同一個人。我不喜歡他，我希望他可以走開。」她說話的語調像個孩子。

在這些療程裡，我問凱瑟琳問題的方式明顯和傳統心理治療使用的方式有很大的不同。治療凱瑟琳時，我更像一個引導者，試著在一、兩個小時內回顧她的某一世，找出可能可以解釋她目前症狀的創傷性事件和有害的行為模式。但進行傳統治療方式時，步調通常更加緩慢，也會更專注於細節。病人使用的每個字詞都會被細細分析，試著找出隱含的言外之意，精神醫師會考慮並評估每個臉部表情、身體動作和語調變換，並仔細檢視所有情緒反應，透過這樣耗費心力的過程，才能從細節中拼湊出行為模式。然而在凱瑟琳的療程中，我們可能用幾分鐘就能回顧完一生，就像開著賽車把油門踩到底一樣……我們試著在這樣的速度下，在人群中辨識出重要的臉龐。

我把注意力轉回凱瑟琳，要她再把時間往前。

「我現在結婚了。我們的房子有一個很大的房間，我的丈夫頭髮是金色的。我認不出他來（意思是說，他沒有在凱瑟琳現在的人生中出現）。我們還沒有孩子……他對我很好，我們彼此相愛，而且很幸福。」顯然她成功逃離了壓抑的原生家庭。我問她知不知道自己住在哪個地區。

「布列寧頓（Brennington）？」凱瑟琳遲疑地低聲回道。「我看到有奇怪舊封面的書。大的那本用帶子綁起來闔上了，那是聖經。上面有很大的、精美的字母……蓋爾語。」

接下來，她說了一些我聽不懂的話，我不知道那究竟是不是蓋爾語。

「我們住在內陸，不靠海。縣名叫……布列寧頓？我看到養豬和羊的農場，這是我們的農場。」她的時間再度往前，「我們生了兩個男孩……大的那個要結婚了。我能看到教堂的尖頂……一棟非常老的石造建築。」突然她頭痛起來，凱瑟琳露出痛苦的神色，掐著自己左邊的太陽穴，她說自己在石階上跌倒，但傷勢復原了。她最後因年老自然死去，臨終前躺在家中，家人圍繞著她。

她死後再次漂浮出自己的身體，但這次不再苦惱或困惑。

「我感覺到一股明亮的光，太棒了，你從這個光裡能得到能量。」她現在處於死亡後、下一世開始的中介狀態。

沉默持續了幾分鐘，突然，她開口說話了，但聲音和之前的緩慢低語很不一樣，她的聲音變得有些沙啞，但十分響亮，語調中沒有一絲猶豫。

「我們的任務是要學習，透過知識成為接近神的存在。我們知道的太少了。你在這裡是要成為我的老師，我有太多要學了。藉著知識我們接近神，然後我們能得到休息，接著我們回來教導和幫助他人。」

我一句話也說不出來。

這是來自死後、來自中介狀態的凱瑟琳傳達的教導，但這個教導是哪裡來的？這些話聽起來一點也不像凱瑟琳，她從來沒有這麼說話過，這些語彙、這種措辭都不像她，就連她說話的聲調都完全不一樣了。

那個時候，我還不明白，雖然這些話從凱瑟琳的口中吐出，但並不是她自己想出來的，她只是在轉述她聽到的話。之後，她把這些高度進化、目前沒有肉身的靈魂稱為大師，他們才是這些教導的來源，而且能夠透過她和我說話。現在，凱瑟琳透過催眠不僅能回溯前世，還能把更高層的知識、非常美妙的知識帶到人世，我發現自己很難繼續保持客觀性。

有一個新的維度在我眼前展開了。凱瑟琳從來沒有聽過伊麗莎白・庫伯勒－羅絲（Elisabeth Kübler-Ross）博士或雷蒙德・穆迪博士，也沒有讀過他們關於瀕死經驗的研究內容，更從來沒有聽說過《西藏度亡經》。然而她所描述的經驗和那些文獻中的內容十分相似，可以說是一種證據。如果我能挖掘更多事實，找到更多能夠驗證的實際細節就好了。

我心裡還是有疑問，對此時而懷疑，時而相信。雖然她否認曾讀過或看過類似的資料，但也不能排除她在翻看雜誌時不小心掃過瀕死經驗的研究，或是在電視上無意聽到相關的採訪，所以那些內容進入了她的潛意識記憶。但現在不只是這樣，她超出了先前的文獻紀錄，在中介狀態傳達了訊息，這到底是怎麼回事？真希望我能找到更多事實證據。

這次，凱瑟琳醒來之後，就和之前一樣，仍然記得她所回溯前世中的生活細節，但對於她作為伊莉莎白的那一世結束後發生的事毫無記憶。接下來的療程裡，她也不會記得任何中介狀態中發生的事，只能記得自己的前世。

「藉著知識，我們接近神。」

我們正在接近神的路上。

# 第四章　找尋生命的意義

「我看到一棟方正的白色房子，前面有一條鋪著沙子的路。人們騎著馬，來來往往。」凱瑟琳用她一貫作夢般的低語聲描述著，「那裡有樹……農地，一棟大房子，旁邊有一些小房子，像是奴隸的房子。天氣很熱。這是維吉尼亞……的南邊？」她認為這是一八七三年，她這時是個孩子。

「那裡有馬和很多作物……玉米、菸草。」她這一世是黑人，和其他僕人在大房子的廚房裡吃飯，名字叫艾比（Abby）。突然，她有個不祥的預感，身體也緊張了起來，主屋失火了，在她的眼前化為灰燼。我帶她往前十五年，來到一八八八年。

「我穿著一件很舊的洋裝，在房子的二樓清潔一面鏡子，那是一棟有窗戶的磚造房子，有很多玻璃窗……鏡子邊緣不是直線，彎彎曲曲的，在頂端有球形把手。屋主的名字叫詹姆士・曼森（James Manson），他穿著一件奇怪的外套，有三個鈕扣和很大的黑色領片，還留著鬍子……我認不出他來（表示他不是凱瑟琳這輩子認識的人）。他對我很好，我住在莊園的一棟房子裡。我幫忙打掃房間，莊園裡也有上學的房子，但我不能進入學校裡。我還會做奶油！」

凱瑟琳緩慢低語著，使用的詞彙非常簡單，並描繪了很多細節。

接下來的五分鐘，我學到了如何製作奶油，但艾比攪拌牛奶做奶油的技術對凱瑟琳來說也是新的知識。我要她把時間往前。

「我和某個人在一起，但我不覺得我們有結婚。我們睡在一起……但我們沒有一直住在一起。我覺得他還可以，但沒有特別的感覺。我沒有看到小孩，有蘋果樹和鴨子。有其他人在比較遠的地方。我在摘蘋果，有什麼東西害我的眼睛很癢。」凱瑟琳閉著雙眼把臉皺了起來，「是煙，風把煙吹過來了……那是燒木頭的煙，他們在燒木桶。」她開始咳了起來，「他們常常這樣，要把桶子的內部烤黑……焦油……用來防水。」

經歷上週療程的驚喜發現之後，我很期待她再次進入中介狀態。我們已經花了九十分鐘探索她作為僕人的這一世，我還學到了和床罩、奶油、木桶有關的豐富知識，但十分渴望能再學到一些與靈性更有關的東西。

我拋開耐性，引導她來到死亡的時刻。

「我呼吸不過來，胸口好痛。」凱瑟琳喘著氣，顯得非常痛苦，「心臟也好痛，跳得很快。我好冷……我的身體在發抖。」凱瑟琳顫抖起來，「人們在房間裡給我一種泡葉子的水（茶）喝，聞起來很奇怪。他們在我的胸口塗上一種藥膏按摩。我在發燒……但我覺得好冷。」她靜靜地過世了，漂浮到天花板上，看到自己的肉體躺在床上，在六十幾年歲月洗刷下，變得萎縮的矮小女人。

她繼續漂浮著，等待有人來幫她。接著她感覺到了光，感到自己被拉向那道越來越明亮燦爛的光。我們沉默等待著，時間流逝得非常緩慢。突然，她又進入了另一世，比艾比這一世早了幾千年。

凱瑟琳輕柔低語著，「我看到很多大蒜，掛在通風的房間裡，我可以聞到大蒜的味道。大家相信這能殺死血液裡邪惡的東西，淨化身體，但每天都得吃大蒜才行。外面也有大蒜，在花園的上面，那裡還有其他香草……無花果、椰棗和其他香草，這些植物對人很好。我的媽媽在買大蒜還有其他香草，我們家有人生病了。這是奇怪的植物根部，有的時候要把它含在嘴巴裡，或一直塞在耳朵或身體其他孔洞裡。」

「我看到一個留鬍子的老人，他是村子裡的治療師，會告訴你該怎麼辦。這裡有某種……瘟疫……害人死掉。他們不對屍體進行防腐處理，因為怕生病，所以都直接埋掉。大家因為這樣很不開心。他們覺得這樣靈魂沒辦法進入下一個階段（這和凱瑟琳所說的死後經驗不符）。但有太多人死掉了，牛群也開始死掉。水……洪水……人們是因為洪水生病的（顯然她現在才想到這個流行病學知識）。我也被水傳染了某種疾病，這會害你肚子痛。這種疾病會影響腸胃，身體的水分會大量流失。我去提更多水回家，但這個水會害死我們。我把水帶回家了，看到媽媽和兄弟們，爸爸已經死了。兄弟們病得很嚴重。」

我停頓了一會，才帶著她把時間往前。她的每一世對死亡和死後的生命都有非常不同的概念，這令我著迷。但更令我驚嘆的是，她的死亡體驗都很類似，沒什麼變化，每一次都幾乎一樣。

她意識的某部分會在死亡發生時離開身體，漂浮到空中，然後被吸引到一團美好的、給予人能量的光裡，然後她會等待某人來幫忙，靈魂就自動前進到下一世。屍體的防腐處理、下葬儀式或任何其他死後的流程都不會影響這個部分，一切都自動發生，不需要什麼準備，就像走過一扇打開的門一樣自然。

「土地很乾枯，沒有長東西……我看不到任何山，只有平地，非常平坦、乾燥。我有個兄弟死掉了。我覺得好多了，但疼痛還在。」然而，她接下來並沒有多活太久，「我躺在木棧板上，上面蓋著某種東西。」她病得很重，不管多少大蒜或香草都救不了她。

很快地，她就浮出了身體，被熟悉的光吸引過去，耐心等著來接她的人。她的頭開始緩慢朝左右搖動，就像在掃視某個場景一樣，她的聲音再次變得沙啞響亮。

「他們告訴我有諸多神祇，因為我們每個人內在都有神。」

因為沙啞的聲調還有訊息中篤定的靈性口吻，我認出這是上次她處於生命中介狀態時發出的聲音。還來不及驚訝，她接下來說出的話彷彿抽光了我肺裡的空氣，讓我幾乎無法呼吸。

「你的父親在這裡，還有你的兒子，他是個很小的孩子。你的父親說他的名字叫艾夫羅姆（Avrom），你的女兒是依他的名字命名的，他說這樣你就知道是他了。還有，他是因為心臟問題過世的。你兒子的心臟也很重要，因為它是倒著的，像雞的心臟。他出於愛，為你做了巨大的犧牲，他的靈魂進化程度很高。他的死，清償了父母的債。另外，他也想讓你瞭解醫學的極限，它作用的範圍很有限。」

凱瑟琳沒有再說話，我也因為驚異陷入沉默。受到震驚而停滯的腦袋努力想釐清眼前發生的事，診療室變得像冰一樣冷。

凱瑟琳幾乎不瞭解我的個人生活。我在辦公桌上放了一張女兒幼兒時期的照片，女兒張著下排剛冒出兩顆乳牙的嘴，笑得非常開心，旁邊則是我兒子的相片。除此之外，凱瑟琳對於我的家庭和個人經歷幾乎一無所知。

傳統心理治療技術的基礎深植於我的訓練中，治療師應該像是一張白紙，一塊一無所有的白板，好讓病人把他們自己的感受、想法和態度投射上去，治療師接著會分析這些投射，藉此擴大對患者心智的探索範圍。我一直和凱瑟琳保持著治療師和病人的距離，除了知道我是精神科醫師，她對於我的過去和私人生活毫不知情，我的辦公室裡甚至沒有掛畢業證書。

我人生中最大的悲劇是長子亞當（Adam）意外過世，他是一九七一年初離開的，在這個世界上只活了二十三天。我們把他從醫院帶回家以後過了十天，他開始出現呼吸問題和噴射性嘔吐，診斷極度困難。最後，醫院告訴我們，這是「全肺靜脈回流異常以及心房中隔缺損，新生兒發生率大約千萬分之一」。本應將充氧血液帶回心臟的肺靜脈路徑發生異常，致使血液從錯誤的一側進入心臟，就好像他的心臟被轉向了，是**倒著**的。這是非常、非常罕見的疾病。

困難的心臟手術也拯救不了亞當，他幾天後就過世了。我們陷入深深哀悼中好幾個月，覺得希望和夢想都破碎了。還好第二個兒子喬丹（Jordan）隔年便出生，緩解了我們的痛苦。

亞當過世前，我曾猶豫是否堅持我大學時成為精神科醫生的夢想，因為我當時在內科實習得很愉快，也得到了住院醫師訓練的資格。但亞當過世後，憤怒的我更堅定以精神醫學為業的志向。現代醫學有那麼多先進的技術和技巧，但卻無法拯救我的兒子——一個單純、幼小的嬰兒，我對醫學在面臨身體疾病時的無能十分失望。

我的父親一直以來身體狀況都很好，但一九七九年初，六十一歲的他經歷了一次嚴重的心臟病發作，他當下挺住了，但心壁受到無法復原的損傷，三天之後便過世了，而這是我和凱瑟琳初次見面前九個月發生的事。

我的父親是一個信仰十分虔誠的人，比起靈性的啟發，父親更重視儀式，正因為如此，有忠誠和信仰含意的希伯來文名字艾夫羅姆比起英文名字艾爾文（Alvin）更適合他。他過世後四個月，我們的女兒出生了，我們根據父親的名字將她命名為艾咪（Amy）。

三年過後的一九八二年，在我安靜、光線昏暗的辦公室中，有人把這些隱藏起來的私密往事連番傾吐出來，我感覺自己像在靈性的海洋中游泳，不過我喜愛著這樣海水包圍的感覺。我的手臂上起滿雞皮疙瘩，因為凱瑟琳不可能知道這些資訊，她想查也無從查起。我父親的希伯來文名字，我因為罕見新生兒疾病——千萬分之一機率——而死亡的兒子，我對醫學的不滿，我父親的死亡，還有我為女兒命名的理由，這些都太確切、太真實又太細節了。這個單純的實驗室技術員確實是傳遞超凡知識的管道。如果她知道這些關於我的真相，那她還知道些什麼？我必須知道更多。

「誰，」我勉強張開口，「誰在這裡？誰告訴妳這些事的？」

「大師們，」她低語道，「大師靈體告訴我的。他們告訴我，我已經轉生了八十六次。」

凱瑟琳的呼吸變慢了，頭也停止左右擺動，她在休息。我想繼續，但她剛剛的話語中隱含的暗示讓我分心，她真的活過八十六世嗎？「大師們」又代表著什麼？這有可能嗎？我們的生命確實由沒有肉身但似乎具有廣博知識的靈體所引導？接近神的道路有階梯嗎？這是真的嗎？

在凱瑟琳揭露我的隱私過往以後，我發現自己很難質疑這些觀點，但還是覺得不可置信，畢竟這麼多年來，我都依照信念，用邏輯的方式過活。但現在，不管是頭腦、心和直覺，我都知道她是對的，她在揭示真相。

這表示在某個層面上，我的父親和兒子還活著，他們從來沒有真的死去。在入土多年後，他們還來和我說話，用非常確切的隱私資訊證明自己的身分，既然他們提供的資訊不假，那是不是也表示，亞當真的像凱瑟琳說的那樣，有著很進化的靈魂？他真的為了想要幫助我們還清業債就同意來當我們的孩子，只能活二十三天就死去嗎？而且，這麼做的同時，他還為我上了一堂和醫學與人類有關的課，讓我重新走向精神醫學？這些想法鼓勵了我。

在震驚之下，我能感到有一股強烈的愛在湧動，天堂和人世在我心中緊密結合為一。我很想念我的父親和兒子，能再次聽到他們的消息真的很動人。

我的人生就此完全改變，命運伸出了手，完全扭轉了我接下來的軌跡。我帶著懷疑仔細檢視過的一切資料，這些都印證了其真實性——凱瑟琳的記憶和訊息都是真的，我認為她的經驗、確實無誤的直覺判斷也是正確的。我收集到事實，也找到證據了。

然而，就在那個充滿喜悅和理解的時刻，即使在被神祕體驗包圍的瞬間，舊的那個無法擺脫邏輯思考習性的我，還是提出了抗議。也許這只是超能力或是通靈的技巧，沒錯，這是很厲害的能力，但這並不代表轉世或大師靈體就是真的。只是這一次，我沒有放任質疑的聲音將我淹沒。

科學文獻中記載了上千個案例，甚至包括了能夠使用自己從未聽過的異國語言交談的孩子，還有在前世的致命傷口處有胎記的孩子，這些孩子裡面，也有知道在幾十年甚至幾百年前埋藏在千里之外隱匿寶藏地點的孩子，這些紀錄都和凱瑟琳傳遞出的訊息呼應。

我瞭解凱瑟琳的性格和心智，我知道她有哪些特質，也知道她沒有哪些特質。所以不可能，我的邏輯不能再愚弄我了，眼前的證據不容質疑。這是真實的。她將在接下來的療程中，一次又一次地驗證這個真實性。

之後我有時會忘記這次療程的撼動力量，有時會重新跌回物質世界、日常生活的視角，懷疑會再次浮上心頭，就好像只要一個不小心，我的心智就會回到舊有的模式、信念和懷疑論的態度。但每當這種時候，我就會提醒自己確實發生的一切！也是因為如此，我能深刻理解，要是沒有親身經歷，這些概念有多麼難以置信。唯有親自體驗，才能在智性的理解中融入情感上的相信，但體驗的衝擊性往往會隨時間淡去。

一開始，我沒有意識到自己為何改變了這麼多。但我察覺到自己似乎變得更平靜、更有耐心，別人也告訴我，我看起來非常寧靜，更放鬆也更快樂，我的內心對人生有了更多希望、喜悅、目標和滿足感。然後我才突然意識到，這是因為我不害怕死亡了，我不再害怕自己死亡或不再存在，我也更不害怕因為死亡而失去他人，雖然這無法減輕思念。

對死亡的恐懼如此強大，人們為了逃避這個恐懼無所不用其極：中年危機、和更年輕的對象出軌、整容手術、瘋狂運動、累積物質財富、生育孩子以延續家族、努力保持青春，還有更多更多。我們對於自身的死亡有這麼多恐懼焦慮，有時甚至嚴重到我們忘記了生命真正的意義。

我也變得沒那麼偏執了，我不再需要一切無時無刻都在掌握之中。我也試著讓自己不要再那麼嚴肅，但這個轉變對我來說比較困難。

我還有很多東西要學。

我的頭腦終於開始接受這個可能性，凱瑟琳所說的一切也許是真的，而且很有可能是真的。因為透過一般的能力，不可能得知關於我父親和兒子的隱私資訊，這顯然證明她具有超凡的通靈能力。雖然我能說服自己相信凱瑟琳，但對於在大眾文學裡讀到的相關資料還是不敢恭維，也無法置信。

這些宣稱見識到通靈現象、死後生命和其他超自然事件的人是誰？他們受過觀察和檢驗的科學方法訓練嗎？即使我和凱瑟琳一起經歷了這個超乎尋常的美好體驗，我知道自己慣於批判的腦袋還是會持續、仔細檢視每個新發現和資訊。我會用顯微鏡般的科學家檢驗能力，從各個角度觀察，檢查它們是否符合我從每次療程中建立起來的架構。但現在我已不能否認，架構確實出現了。

# 第五章　每一世的功課

療程進行到中途，凱瑟琳剛結束休息狀態，再次進入另一世，正在描述這裡的神殿和殿前的綠色雕像。我把自己從神遊中拉回來，仔細傾聽。她這次回到了在亞洲某處的古老前世，而我的心思還停留在那些大師們的話語上。

太了不起了，我忍不住想，凱瑟琳現在說的可是前世經驗、輪迴轉世，但和大師們剛傳達的訊息相比，這些居然顯得平淡無奇。但我已經瞭解，她必須在催眠中回顧完這一生，才能夠離開肉體，進入中介狀態——不可能直接進入這個狀態，而且只有在中介狀態，她才能接觸大師們。

「有一些綠色雕像在一棟很大的神殿建築前面，」她輕柔低語，「建築上有尖峰和褐色的球，前面有十七道階梯，爬上階梯之後有一間房間，裡面在燒香。

沒有人穿鞋，他們的頭剃光了，有圓臉和深色的眼睛，膚色也很深。我在那裡。我傷到我的腳，去那裡找人幫忙，我的腳腫起來了，沒辦法走路。有東西卡在我的腳裡面。他們在腳上敷了某種葉子……奇怪的葉子……單寧思？（單寧又叫單寧酸，許多植物的根部、木頭、樹皮、樹葉或果實會產生這種天然物質，因為有止血效果，自古以來就被當作藥物使用。）他們首先在神靈前進行某種儀式，用來淨化我的腳。我的腳裡面有某種毒素。我踩到某個東西。我的膝蓋也腫起來了，我的腿很重，上面有一條一條的線。（敗血症？）他們在我的腳上開了一個洞，把一個很熱的東西放進去。」

凱瑟琳疼痛地扭動起來，因為喝了某種非常苦的藥水，還做出嘔吐的樣子，她說藥水是用某種黃色的葉子煮的。她的傷痊癒了，但腳的骨頭和腿留下了一輩子的後遺症。我繼續帶著她往前，但這一世沒有重大事件，只有無窮無盡的貧困艱苦。她和家人住在一個只有一間房間的狹小寮舍中，連桌子也沒有，他們以某種像米的穀物作為主食，類似穀片的吃法，但始終餓著肚子。她很快老去，從未逃脫貧窮和飢餓，最後死去了。

我等待著，不確定還有沒有後續，但可以感覺到凱瑟琳已經精疲力盡。在我終於決定要喚醒她之前，她突然說羅伯特・傑洛德（Robert Jarrod）需要我的幫助，但我完全不知道羅伯特・傑洛德是誰，我又該怎麼幫上忙。她沒有多做解釋。

這次醒來之後，凱瑟琳同樣記得在催眠狀態中回溯前世的許多細節，但對於死後發生的事一無所知，不管是中介狀態還是大師們所傳達那不可思議的靈性知識，她都完全沒有印象。我忍不住發問。

「凱瑟琳，『大師』這個詞對妳來說有什麼意義？」她覺得這是跟高爾夫錦標賽有關的詞！不管如何，她的病況改善得非常快速，但仍舊不知道怎麼把轉世和自己既有的世界觀整合在一起，因此我決定先不要告訴她大師們的事。畢竟，要怎麼告訴某人她擁有驚人的特殊天賦，能夠傳遞多位大師靈體超凡奧祕的知識呢？我不確定怎麼做才恰當。

療程結束前，凱瑟琳同意下次的療程可以讓我的太太卡蘿一起參與。卡蘿是經過充分訓練取得高度專業技能的心理社工，我很希望能聽聽她對這些奇妙的體驗有什麼想法，而且她得知凱瑟琳吐露了關於我父親和兒子亞當的過往之後，就非常希望能夠協助參與。另外，雖然我的速記能跟上凱瑟琳回溯前世時的緩慢低語，但大師們透過凱瑟琳說話時，語速要快得多，所以我開始用錄音記錄每次的療程。

一週後，凱瑟琳依約前來，她一直在進步，恐懼和焦慮都減輕了很多。她的進展十分容易觀察得知，無可質疑，但我對於好轉的具體原因仍不太確定。沒錯，她想起了作為婀隆妲被溺死、作為喬翰被割喉致死、作為露依莎因飲水染上傳染病，還有其他種種創傷性事件，也不只一次回顧了因貧窮、受奴役或被家人虐待的前世。後者就是我之前說過的日常生活中的小型創傷，透過不斷重複烙印進我們的心智。

回溯這兩種類型的前世也許都幫助了她的病況，但還有另一種可能，也許是這個靈性體驗本身在幫助她？也許是死亡這件事不像她原本認知的那樣，而這讓她的心理健康得到了提升，恐懼也得以減少？也許不只是這些前世回憶本身，而是整個過程都對治療有所幫助？

凱瑟琳的通靈能力逐漸增強，直覺也越來越準。她和史都華仍然有著許多問題，但她覺得自己能夠更有效地應對兩人的相處。她的眼神閃亮，皮膚顯現光彩。這次在開始催眠之前，她說這禮拜作了一個怪夢，但只能記得其中片段，夢裡有一片紅色的魚鱗嵌在她手裡。

很快地，在幾分鐘之內她就進入了深度催眠狀態。

「我看到像在懸崖的地方，我站在懸崖邊往下看，應該是在找船，那是我該做的事……我身上穿著藍色的東西，一種藍色褲子……藍色短褲，還有奇怪的鞋子……黑色的鞋子……用金屬扣固定。鞋子上有金屬扣，很怪的鞋……我往地平線看，那裡沒有船。」凱瑟琳輕柔低語著，我帶她往前到下一個重大事件。

「我們在喝艾爾啤酒，司陶特艾爾啤酒，酒的顏色很深。啤酒杯很厚，也很舊了，是用金屬固定的。這個地方味道很難聞，擠了很多人，很大聲。每個人都在說話，非常吵。」

我問她有沒有聽到別人怎麼叫她。

「克里斯蒂安（Christian）……我叫克里斯蒂安。」她這世是個男人。「我們在吃某一種肉，一邊喝著艾爾啤酒。肉的顏色很深，嘗起來苦苦的，他們會灑鹽巴在上面。」

她沒有看到年份，「他們在聊戰爭的事，有船封鎖了某些港！但我聽不到是哪裡，他們要是安靜點就好了，每個人都在說話，這麼吵我們聽不到。」

我問她現在在哪，「漢普斯特德，Hamstead（她把地名拼出來）。這是個港口，在威爾斯的海港。他們說的語言是英文。」她把時間往前，克里斯蒂安現在人在船上，「我聞到某個味道，有東西在燒，非常難聞。木頭在燒，但還有別的東西，吸到鼻子會刺痛……不遠處有東西起火了，某種船，帆船。我們在裝貨！我們在裝的貨裡有火藥。」凱瑟琳明顯躁動起來。

「這東西裡有火藥，很黑，會黏到手上，動作要快。船上有綠色的旗子。旗子是深色的……旗子有綠色和黃色。上面有某種皇冠，皇冠上有三個點。」

突然，凱瑟琳因疼痛把臉皺在一起，她正在承受極大的痛苦，「呃，」她低喊出聲，「我的手好痛，我的手好痛！我的手裡有某種金屬、熱的金屬，好燙！啊！啊！」

我想起她描述的夢境片段，突然瞭解她為什麼會夢到手裡嵌著紅色魚鱗，我幫她屏蔽了疼痛，但她仍然在呻吟。

「那些刺是金屬做的……我們的船被毀了……碼頭那邊。火勢控制住了。很多人都被殺了……很多人。我活下來了……只有手受傷而已，但是時間過了就好了。」我帶她把時間往前，讓她挑下一個有重大意義的事件。

「我看到某種印刷工坊，用模具和墨水印東西。他們在印刷和裝訂書……那些書有皮製的封面，用線裝訂起來，皮製的線。我看到一本紅色的書……是跟歷史有關的。我看不到書名；他們還沒印完。這些書很棒，封面的皮很滑順。這是很棒的書，會教導我們許多事物。」

顯然克里斯蒂安很享受能夠看到和摸到書，也隱約明白透過書習得知識的潛力，但他似乎沒受過什麼教育。我把克里斯蒂安帶到他生命結束的那一天。

「我看到跨過河岸的一座橋，我是個老人……非常老。走路很辛苦，我走過那座橋……到河的對岸……我的胸口很痛——好重，非常重——胸口很痛！啊！」凱瑟琳的喉嚨發出咯咯聲，從剛才的描述看來，應該正在經歷克里斯蒂安的心臟病發作，她的呼吸急促且短淺，臉上和脖子都冒出一層汗水，接著開始咳嗽，掙扎著要吸入空氣。

我很憂慮，不確定重新經歷前世的心臟病發作會不會造成危險？眼前發生的事前所未有，沒有任何先例能告訴我答案。終於，克里斯蒂安過世了，凱瑟琳平靜地躺在沙發上，呼吸重新變得又深又均勻。我鬆了一口氣。

「我覺得很自由……自由，」凱瑟琳輕柔地低聲說。「我漂浮在黑暗中……只是漂浮著。旁邊有光……還有靈體、其他人。」

我問她對於作為克里斯蒂安剛結束的那一世有什麼想法。

「我應該要更寬容才對，但我沒有。我沒有原諒別人對我做的錯事，但我應該原諒。我對於錯誤沒有寬恕。我把那些事保留在心裡，藏在心裡好多年……我看到眼睛……眼睛。」

「眼睛？」我重複她的話，感覺凱瑟琳正在接觸大師，「怎樣的眼睛？」

「大師靈體的眼睛，」凱瑟琳低語，「但我必須等。我有事情要想。」

緊張的沉默持續了幾分鐘。

「妳要怎麼知道祂們準備好了？」我滿懷期待地發問，打破了沉默。

「祂們會呼喚我。」她回答。

等待又持續了好幾分鐘，接著她的頭開始左右搖晃，聲音變得沙啞堅定，顯示說話者變了。

「這個維度有很多靈魂，我不是唯一一個。我們必須要有耐心，這是我自己也從來沒有學會的特質……宇宙有很多維度……」

我問她之前有沒有來過地球，是不是輪迴轉世了很多次？

「我在不同的時間去過不同的平面，每一個都代表一個更高意識的層級，我們能去哪個平面取決於我們發展的程度……」她再次陷入沉默。

我問她，如果要持續發展，她得學會什麼。她毫不遲疑地回答了。

「我們必須把知識分享給其他人，我們每個人所擁有的能力都遠超過我們平常使用的。我們之間有些人比其他人更快發現這件事。你必須在達到這個節點之前發現自己的惡習。如果你沒有這麼做，就會帶著它們進入下一世。只有我們能擺脫自己……擺脫在擁有肉身狀態下累積的壞習慣。大師們不能為我們代勞。如果你選擇爭鬥，而不是去除自己的壞習慣，那麼你會帶著它們進入下一世。而且只有在你決定你足夠強壯，能夠克服、解決外在問題時，你的下一世才不會有同樣的問題。

我們也必須學習不要只接近和我們的振動頻率（vibration）相同的人。感覺被同一層級的人吸引是很自然的，但這是錯誤的。你必須也接近那些和你的振動頻率無法相匹配……的人。幫助這些人……是重要的。

我們都被賦予了直覺的力量，應該跟隨並試著不要抵抗。抵抗的人可能會遇到危險。我們從各個平面被送回地球時，並沒有同樣的力量，有些人擁有的力量更大，因為他們從其他時間累積了更多的力量。所以人們並不是生而平等的，但我們最終會達到那個人人平等的境界。」

凱瑟琳停了下來。我知道這不是她想出來的，她沒有接觸過任何物理或者形而上學，對於平面、維度和振動也一無所知。更重要的是，這些話語和想法傳達出的美還有這些言論的哲學涵義，都超出了凱瑟琳的能力，她從來沒有用這麼精準、詩意的方式說話過。我可以感覺到有另一個更高的力量，掙扎著用她的心智和聲帶，將這些想法轉譯成語言，好讓我能夠理解。

不，說話者不是凱瑟琳，她的聲音現在帶著夢幻的語調。

「陷入昏迷的人……處於暫停的狀態……他們還沒有準備好跨入另一個平面……要等他們決定要不要跨越。只有他們能做這個決定。如果他們覺得沒有更多要學的東西……用這個肉體能學的東西……他們就會被允許跨越。但如果他們還有更多要學習的，即使他們並不願意，他們也必須回來。對他們來說那是一段休息時間，讓他們的精神力量可以休息的時候。」

所以，昏迷中的人可以決定要不要回到人世，只是要看他們還有多少需要用肉體來學習、完成的東西。如果他們覺得沒有更多東西要學了，就可以直接進入靈體狀態，現代醫學也救不了他們。這個資訊相當符合與瀕死經驗相關的發表文獻，也契合為何某些人能回到人世，但有些人卻沒能回來。那些還有東西要學的人必須回來。顯然，有過瀕死經驗還能接受訪問的人都返回了自己的身體，而且他們描述的體驗都有驚人的相似性。

首先他們會離開身體，從身體上方「觀看」搶救的過程，然後會察覺遠方有明亮的光或是發光的「靈體」身影，有時光會出現在隧道盡頭。他們這時不會感覺到疼痛，而在他們意識到自己在地球上的任務尚未完成、必須回到肉體時，他們就會馬上回到身體，再次對疼痛和其他身體感受有知覺。

我的執業生涯中，有過好幾個有瀕死經驗的病人。我聽過最有趣的經驗來自一個成功的南美企業家，在凱瑟琳診療結束兩年後，我曾與他進行過幾次傳統的心理治療。他的名字叫雅各（Jacob），一九七五年時他三十出頭，在荷蘭街頭被機車撞倒失去意識。

他記得自己漂浮在身體上方，看著下面的事故現場，注意到救護車、緊急處理傷勢的醫生，和四周逐漸聚集起來的路人。他注意到遠方有金色的光，走近以後，看見一名穿著褐色長袍的僧人。

僧人告訴雅各，他跨越這裡的時機尚未來到，他必須回到身體裡去。雅各感覺到僧人的智慧和力量，僧人接著又告訴雅各好幾件他未來會遇到的事（這些預言也都實現了）。之後，雅各倏地回到身體裡，發現自己躺在醫院病床上，恢復意識的他首度感受到車禍帶來的難忍痛楚。

之後，在一九八〇年造訪以色列的旅程中，身為猶太人的雅各參觀了希伯崙的麥比拉洞（the Cave of the Patriarchs），這個地方對猶太人和回教徒來說都是聖地。在經歷荷蘭的意外事故之後，雅各變得更加虔誠，也更常禱告，因此在看到附近的清真寺時，他便坐下與那裡的回教徒一同祈禱。

過了一會兒，他起身準備離開時，一名男性回教長者向他走去，說「你和其他人不一樣，他們很少坐下來和我們一起祈禱。」老人停頓了一會，仔細看著雅各，接著說：「你見過那個僧人，不要忘記他告訴你的教導。」

雅各不敢相信，意外已經過了五年，但自己居然在千里之外，遇到一個知道自己意識昏迷中經歷了什麼的老人！

回到辦公室正在進行的療程，聆聽完凱瑟琳傳達啟示的我，忍不住要想，不知道我們的開國元勳對於人不是生而平等這樣的主張有什麼想法。人們並不平等，誕生時身上帶著從所有前世累積來的天賦、能力和力量，「但我們最終會達到那個人人平等的境界」，我懷疑那個境界還要很多、很多世才能達到。

我也想到音樂神童莫札特和他在幼兒時期展現的驚人天賦，這也是從前世帶來的能力嗎？當然，除了能力，我們進入今生時也背負著前世的債務。

我思考著相似的人們為什麼總是本能地聚集在一起，盡力避開、甚至害怕外來者，由此滋生出許多偏見和族群仇恨。「我們也必須學習不要只接近和我們的振動頻率相同的人」，去幫助不同的人，我可以感覺到她話語中的靈性真相。

「**我必須回去，**」凱瑟琳再度開口，「**我必須回去了。**」但我還想知道更多，我問她羅伯特．傑洛德是誰——她在上次的療程中曾經提到這個名字，宣稱他需要我的幫助。

「我不知道……他也許在另一個平面，不在這裡。」顯然她找不到他，「只有在他願意的時候，只有他決定尋求我，」她低語，「他才會傳送訊息給我。他需要你的幫助。」

我仍舊不懂該怎麼幫忙。

「我也不知道，」凱瑟琳回答，「但你才是接受教導的人，不是我。」

這很有趣，所以這些啟示是說給我聽的？還是說，透過接受教導，我能幫助到羅伯特．傑洛德？但我們從來沒有收到任何關於他的消息。

「我必須回去了，」她重複，「我必須先到光那裡去。」

突然，她警戒起來，「噢，噢，我猶豫太久了……因為我猶豫太久了，現在我得繼續等待。」

在等待的時候，我詢問她看見了什麼，有什麼感覺？

「也沒什麼，只有其他的靈體、其他的靈魂，他們也在等。」

我問她在等待的同時，有沒有其他能教的東西。

「妳能說說我們必須知道的事嗎？」我問。

「他們不在這裡，沒辦法告訴我。」她的回答很有趣。太神奇了，如果大師們沒有對她說話，凱瑟琳沒辦法獨立提供那些知識。

「我在這裡很不安，我很想走……時機到了我就會走。」沉默再度降臨，持續了幾分鐘。

終於時機到了，她再次進入另一世。

「我看到蘋果樹……和一棟房子，一棟白色的房子。我住在那棟房子裡。蘋果爛掉了……裡面有蟲，不能吃了。那裡有架鞦韆，樹上有鞦韆。」我要她觀察一下自己。

「我有淺色的頭髮，金色頭髮。我五歲，我叫凱瑟琳。」我非常驚訝，她進入了現在的人生，回到自己五歲的時候，她會進入這時間一定是有原因的。

「這裡發生什麼事了嗎？凱瑟琳。」

「我的爸爸在對我們發脾氣……因為我們不應該去外面。他……他用一根棍子打我。棍子很重，很痛……我很害怕。」她在嗚咽，說話的口吻就像小孩子一樣。「他要等我們受傷才會停。為什麼他要這樣對我們？為什麼他這麼壞？」

我想到最近讀到的相關文獻，決定指示她用更高的視角觀察這件事，回答自己的疑問。文獻中說有人具有這樣的能力，部分作家則把那個更高的視角稱為高我或大我。我很好奇如果那個狀態存在，凱瑟琳能不能做到，如果做得到，表示這能成為一個很強大的治療技巧，是能幫助病人快速達到洞見和理解的捷徑。

「他從來不想要生下我們，」她非常輕柔地低語，「他覺得是我們入侵了他的生命……他不想要我們。」

「妳哥哥也是嗎？」我問。

「是，尤其是我哥哥。他們是在沒有預期的情況下有了哥哥的，懷有哥哥的那時候……他們還沒結婚。」

對於凱瑟琳來說，這是連她自己也感到驚訝的新資訊，她之前並不知道父母未婚懷孕的事。她的母親之後證實了這件事。

雖然她是在重新體驗今生發生的事，但在催眠狀態中，凱瑟琳發掘出新的智慧和不同的視角，是她之前在中介狀態或靈體狀態中也無法體會的，就好像她的心智中有一個「較高」的部分，一種也許可以稱為超意識的東西，也許這就是其他人描述的高我。

在沒有與大師們和他們的驚人智慧連結的情況下，超意識狀態中的凱瑟琳仍然能夠展現自己擁有的深刻洞見和資訊，像是媽媽懷有哥哥的情況。相對而言，清醒的凱瑟琳比較焦慮受限，更加單純也顯得較為膚淺，這時的她無法使用這個超意識狀態蘊含的潛力。

我忍不住好奇，那些東、西方宗教裡的先知和智者，那些被稱作已「實現

（actualized）」的哲人，是否都能夠利用這個超意識狀態來取得智慧和知識。如果是的話，那我們應該都有能力做到，因為我們每個人都擁有這個超意識。精神分析師卡爾·榮格知道意識有不同層次，他的寫作深度討論了集體潛意識，這和凱瑟琳的超意識狀態有相似之處。

凱瑟琳清醒狀態的心智與催眠狀態的超意識心靈之間，有著無法跨越的鴻溝，這件事讓我越來越挫折。在催眠中，我能夠與她的超意識展開發人深省的哲學對話，但清醒時的凱瑟琳對哲學和相關的一切完全沒有興趣，她關注的都是日常小事，對於自己內在的驚人天賦渾然不知。

回到療程當下，凱瑟琳正在重新經歷受父親折磨的童年，而且開始明白虐待的原因。

「他有很多功課要學？」我用疑問的不確定語氣說。

「是的……他確實有。」

我問她知不知道他必須學的是什麼，「這個知識並不對我揭露。」她的聲調抽離又淡然，「對我揭露的都是對我來說重要、我關心的事。每個人都必須關心自己……透過讓自己完整……來關心自己。我們都有功課要學……每個人都一樣。這些功課必須一樣接著一樣……照順序完成。只有這樣，我們才會知道接下來那個人需要什麼，要讓自己完整，他們或我們欠缺的是什麼。」她用輕柔的低語說著，聲音雖然抽離，但也有著溫柔和愛。

凱瑟琳再度開口時，又恢復了兒童的聲音，「他讓我很難受！他在逼我吃我不喜歡的東西，是某種食物……萵苣、洋蔥，我討厭的東西。他在逼我吃，而且他知道這樣我會很不舒服，但他一點也不在意！」凱瑟琳乾嘔起來，她掙扎著呼吸。我再次建議她從一個更高的視角來看這個場景，瞭解她的父親為何要這麼對待她。

凱瑟琳沙啞著低語，「這麼做應該是因為他心虛。他因為自己對我做的事而討厭我，他不只因為那件事恨我，也恨自己。」我差點忘記她三歲時發生的性侵害，「所以他必須懲罰我……我一定做錯什麼事，他才會這樣對我。」她當時才三歲，她的父親還喝醉了，但她居然一直深藏著罪惡感到現在。我試著把這個明顯的道理說出來。

「妳當時不過是個小寶寶，妳必須放下這個罪惡感。妳沒有做錯什麼，三歲的小孩能犯什麼大不了的錯呢？這不是妳的錯，這是妳父親的問題。」

「這麼說，他那個時候一定也很討厭我，」她輕輕地說，「我之前就認識他了，但我現在沒辦法知道那時候的事，我必須回到那個時候。」雖然療程已經持續了好幾個小時，我還是想繼續回溯她們先前的關係，於是我給了她詳細的指示。

「妳處於深度催眠的狀態中，接下來我要從三倒數到一，妳將會進入更深的催眠，妳會非常安全。妳的意識將能夠自由逆轉時間，回到妳和今生父親開始產生連結的時候，回到對於那件兒時發生的事影響最重大的時刻。當我數到一，妳就會回到那一世，並且記起一切。這對妳的痊癒很重要，妳辦得到的。三……二……一。」

凱瑟琳沉默了很長一段時間。

「我看不到他……但我看到很多人被殺！」她的聲音變得大聲又沙啞，「我們無權在人們的業力尚未完全作用時，突然中斷他們的生命。但是這件事一直發生。我們沒有權利。如果讓他們活，他們會嘗到更大的苦果報應。如果他們死了，進入下一個維度，他們在那裡會受苦，會被迫處於非常焦躁不安的狀態，毫無平靜可言。接著他們會被送回來，但人生會非常辛苦。他們必須彌補因他們所行不義而受到傷害的對象。殺死他們會讓這些人生命停滯，我們沒有權利這麼做。只有神能對他們施以懲罰，我們不能。他們會被懲罰。」

接著，沉默持續了一分鐘。

「祂們走了。」她低聲說。大師們的靈體今天又傳遞了一個重要訊息，清楚且強大。無論是怎樣的情況，我們不應殺戮。只有神能施以懲罰。

凱瑟琳累壞了，我決定暫緩追尋她和父親的前世關聯，解除了她的催眠狀態。清醒之後，除了作為克里斯蒂安那一世的回憶和自己的童年記憶外，凱瑟琳什麼也不記得。她雖然疲倦，但也顯得很平靜、放鬆，像是放下了什麼重擔一樣。我看向卡蘿，我們倆也都累壞了。

我們帶著敬畏，努力理解所有字句。我們共享了一場奇妙驚人的體驗。

# 第六章　大師們的指引

因為凱瑟琳的一場療程通常會持續好幾個小時，我現在會把她安排在一天的最後一個時段。她這週出現時，臉上仍然帶著上週療程結束時的平靜表情。她告訴我，已經和父親通過電話，雖然沒有交待細節，但用自己的方式表達了原諒。

她表現出前所未有的安祥。對於她的進展，我感到不可思議，她的焦慮已經持續了這麼久又如此根深蒂固，能夠這麼戲劇化地好轉十分罕見。話又說回來，凱瑟琳不是平常的病人，她的療癒旅程非常特別。

「我看到一個搪瓷娃娃，擺在類似壁爐架的地方。」很快地，她再次進入催眠狀態，「壁爐的兩邊都擺了書。這是某個房子裡的房間。娃娃的旁邊有燭臺，還有畫……畫的是一張臉，那個男人的臉。就是他……」她看起來像是在掃視房間，我問她看到了什麼。

「地板上有某種毯子，毛茸茸的好像……動物的毛皮，沒錯……地板上有某種動物毛皮做的毯子。右邊有兩扇玻璃門……通到涼臺。有四級階梯，房子前有柱子，往下走四級階梯，就能接上一條小徑。有很大的樹環繞著這裡……外面有幾匹馬，馬被拴著……拴在屋外前面插進地裡的桿子上。」

「妳知道這是哪裡嗎？」我問道，凱瑟琳深吸了一口氣。

「我沒有看到地名，」她低語，「但年份，年份一定寫在什麼地方。這是十八世紀，但我不……這裡有樹和黃色的花，非常漂亮的黃花。」她的注意力被這些花帶走了，「它們很好聞，甜甜的，這些花……很奇異，很大的花……這些黃色的花中間是黑色的。」她停頓下來，顯然還停留在花叢中，我突然想到法國南方有向日葵花田。我問她那裡的氣候怎樣。

「很溫和，但沒什麼風，不熱也不冷。」看來沒辦法取得能辨別位置的更多資訊。我帶她離開迷人的黃色花朵，回到房子裡，然後問她壁爐架上的肖像裡畫的是誰。

「我沒辦法……我一直聽到亞倫（Aaron）……他的名字是亞倫。」我問她是不是屋主，「不是，他的兒子才是屋主，我在那裡工作。」這一世她再度接受身為僕人的命運，她好像從來沒有機會成為像是埃及豔后克麗奧佩脫拉或拿破崙大帝那樣的人物，連進入上層社會的機會也沒有。

在見證凱瑟琳的前世回溯之前，受到科學訓練的我和質疑輪迴轉世的人一樣，不得不注意到宣稱自己有前世記憶的人裡，曾經轉世為歷史有名的人實在太多了。但凱瑟琳這兩個月的經歷並沒有那樣的漏洞，我沒想到能在精神醫學科、自己的辦公室裡，見證經得起科學檢視的轉世經驗。而且，凱瑟琳揭露的知識遠不只轉世而已。

「我的腿非常……」凱瑟琳繼續說著，「非常重。好痛，痛得好像不在我身上一樣……我的腿很痛。馬踢了我。」我要她描述自己的樣子。

「我有棕色的頭髮，棕色的捲髮。我戴著某種舊式的綁帶女帽，白色的……藍色的洋裝，外面還穿了連衣裙……圍裙。我還年輕，但不是小孩子。但我的腿好痛，我剛受傷，痛得要命。」她看起來的確非常痛苦。「馬蹄鐵……馬蹄鐵。

牠用馬蹄鐵踢我，牠是一匹很壞的馬。」她的聲音放軟下來，疼痛終於減輕了。

「我能聞到乾草，穀倉裡的草料，有其他人在馬廄那裡工作。」

我問她工作職責是什麼。

「我負責服侍……在大房子裡服侍。我也要幫忙擠牛奶。」我想知道更多關於主人的事。

「太太很豐滿圓胖，看起來很邋遢。他們有兩個女兒，我不認識她們。」她補充道，預期到我接下來要問這些人是否出現在她現在的生命裡。我接著問她這一世的家人在哪裡。

「我不知道，我沒看到他們。我身邊沒有家人。」我問她是不是住在主人的家，「我住在這裡，沒錯，但不是在主屋裡。很小……給我們住的房子很小。那裡有雞，我們把蛋收集起來，棕色的蛋。我的房子非常小……是白色的……只有一間房間。我看到一個男人，我和他住在一起。他的頭髮很捲，有藍色的眼睛。」我問他們是不是結婚了。

「不是一般人意義上的婚姻，沒有。」她是在那裡出生的嗎？「不是，我很小的時候被帶到莊園來的。我們家很窮。」她的伴侶看起來並不眼熟。我讓她前往這一世下一個有意義的時間點。

「我看到某個白色的東西……白色的，上面有很多緞帶。應該是個帽子。某種傳統的綁帶女帽，用羽毛和白緞帶裝飾。」

「誰在戴那頂帽子？是——」她突然打斷我的話。

「當然是房子的女主人啦。」我覺得自己有點傻。「這是主人家某個女兒的婚禮，整個莊園都一起慶祝。」我問她報紙上有沒有跟這場婚禮有關的消息，如果有的話，就可以要她看日期。

「沒有，我感覺這裡沒有報紙，我沒看過類似的東西。」看來這一世很難找到書面紀錄。

「妳在婚禮上看到自己了嗎？」我問。她加大聲量，很快回答了。

「我們不在婚禮裡，我們只能看著賓客來來去去。僕人不被允許參加。」

「那妳有什麼感覺？」

「憎恨。」

「為什麼？他們對妳們不好嗎？」

「因為我們很窮，」她輕柔地回答，「我們和他們有很強的聯繫，但我們擁有的東西和他們比起來是那麼的少。」

「妳最後離開莊園了嗎？還是一輩子都在這裡度過？」

她回答的聲音裡，有著渴望，「我一輩子就在這裡過完了。」我感覺到她很哀傷，她的生活不只艱難而且毫無希望。

我要她把時間往前到死亡那一天。

「我看到一棟房子，我在床上躺著，躺在床上。他們要我喝東西，熱的，有薄荷的味道。我的胸口很悶，呼吸很困難……我的胸口和背都很痛……痛得很厲害……說不出話來。」她的呼吸變得急促短淺，顯然正在經歷很大的痛苦。數分鐘的煎熬過去之後，她的表情終於變得柔和，身體放鬆下來，呼吸也回到了平常的樣子。

「我離開我的身體了。」她的聲音變大，帶著沙啞，「我看到美好的光……有人靠近我，他們是來幫我的，很棒的人，他們不害怕……我覺得很輕……」凱瑟琳沉默了很長一段時間。

「對於剛結束的這一生，妳有什麼想法嗎？」

「那個等會再想，現在我只感到平靜。這是感到安穩的時候，經歷生命的人必須領受安穩。靈魂……靈魂在這裡找到平靜。人們擺脫所有身體的痛苦，靈魂在這裡得到平靜安祥。感覺很美好……非常美好，像是太陽永遠照在你身上。那個光真是太神奇了！一切都來自那個光！能量也來自這個光。我們的靈魂馬上就到了那裡，就好像被磁力吸過去一樣，太好了。它就像是一個力量的來源，知道怎麼療癒。」

「它有顏色嗎？」

「它有很多顏色。」她停頓下來，在這道光中休息著。

「能描述一下妳的感覺嗎？」我忍不住問。

「沒有感覺到什麼……只有平靜而已。你會置身在自己的朋友之間，他們全部都在那裡。我看到很多人，有些很熟悉，其他的不認識。但我們都在那裡，等待著。」她持續等待，時間緩慢流逝。過了幾分鐘，我決定加快速度。

「我有個問題要問。」

「問誰？」凱瑟琳反問。

「誰都可以——妳或大師們，」我沒有限制回答對象。「我覺得瞭解這個問題會對我們很有幫助，問題是這樣的：『我們是怎麼選擇出生和死亡的時間和方式的？我們能選擇自己的處境嗎？我們能選擇進入下一世的時機嗎？』我覺得瞭解這些會緩解非常多恐懼。那裡有人能解答這些問題嗎？」

房間變得十分寒冷，凱瑟琳再度開口時，聲音變得更為低沉渾厚，是我沒聽過的聲音，這是詩人才有的聲音。

「是的，我們由自己選擇什麼時候進入肉體狀態，以及什麼時候離開。我們知道來到人世要完成的任務都已做完。我們知道時候到了，並且接受死亡。因為你知道自己已經無法從這一世得到更多東西了。當你有時間，當你有了休息並為靈魂補充能量的時間，你就能夠選擇再次進入肉體狀態。那些遲疑的人，那些不確定要不要回到人世的人，他們可能會失去賦予他們的機會，失去實現那些只有在肉體狀態下才能完成的工作的機會。」

我馬上意識到這絕對不是凱瑟琳在說話，「剛剛在說話的是誰？」我懇切地詢問，「是誰在講話？」

凱瑟琳用她平常的輕柔低語回答，「我不知道，這個聲音是一個很……是一個能掌握許多事的人，但我不知道是誰。我只能聽到他的聲音，然後轉達他所說的話。」

她也知道這個知識並非從自己而來，不是她的潛意識，也不是無意識，甚至不是她的超意識自我。她用某種方式在傾聽一個非常特別的人物，一個「能掌握許多事」的人，接著向我轉達祂所說的話和想法。所以，另一個大師出現了，和先前吐出滿是智慧訊息的那一個或者那一些大師不一樣，這是一個新的靈體。祂有獨特的聲音和風格，充滿詩意和安寧，是說起死亡也毫無遲疑的大師，但祂的聲音和思想之中流露出深沉的愛。這份愛溫暖又真實，但同時也超然而普遍，它充滿了喜悅，但並不令人窒息，也沒有情緒或牽絆。它傳達出一種帶著超然感的愛意，或是去除執著的慈愛，有一種隱然的熟悉感。

凱瑟琳突然將低語提高音量，「我對這些人沒有信心。」

「對誰沒有信心？」我詢問。

「對大師們。」

「沒有信心？」

「沒有，我缺乏信心，這就是為什麼我的人生一直這麼困難的原因，我在那一世沒有信心。」她平靜地回顧著十八世紀的這一生。

我問她在這一世學到了什麼。

「我學到了和憤怒、怨恨有關的功課，關於把對別人的不滿累積在心裡的功課。我也必須學習自己沒辦法控制人生。我想控制，但我一點控制權也沒有。我必須對大師們有信心，他們會帶領我走過一切，但我當時沒有信心。我覺得自己從出生就註定不幸，從來沒有以喜悅的方式看待事物。我們必須有信心……我們必須有信心。但我總是懷疑，我選擇了懷疑，而不是相信。」她停了下來。

「妳應該怎麼做才能改善自己？我又該怎麼做呢？我們的道路一樣嗎？」我問。回答我的是上個禮拜說到直覺的力量，以及人們如何從昏迷狀態回到人世的大師，無論是聲音、風格還是語調，祂都和凱瑟琳以及剛才用雄渾詩性語調說話的大師截然不同。

「所有人的道路基本上相同，我們在擁有肉身時都需要學習某些態度，有些人比其他人更快接受，慈善、希望、信心、愛……我們都必須瞭解這些事，深刻理解它們。而且不是指對某個對象的希望、對某個對象的信心或是對某個對象的愛，許多事都能滋長這些態度，有很多方法能展現這些品質，但我們只觸及每一項的一小部分……投身宗教組織的人們比起我們其他人更靠近這些態度，因為他們許下了貞潔和順服的誓言，他們放棄了那麼多東西，但不求任何回報。而我們其他人則不停要求獎賞——合理化自己的行為，並希冀得到獎賞……但不會有獎賞的，不會有我們想要的獎賞。獎賞就在親自去做之中，而且是不報任何期待地去做……無私地去做。」

「我沒有學會這個。」凱瑟琳用她輕柔的低語補充。

有一瞬間，我對「貞潔」這個詞彙感到困惑，但又突然想起來，這個字最原始的意思是「純潔」，不只是斷絕情慾而已，還有更廣大的內涵。

「……不要放縱，」她繼續說，「任何過度的作為……超過限度……你將會理解，你其實已經理解了。」她再次停頓下來。

「我在試著理解。」我說。接著，我決定把焦點回到凱瑟琳身上。也許大師們還沒離開。「我要怎麼做才能給凱瑟琳最大的幫助，克服她的恐懼和焦慮，並學到她要學的功課？現在這個進行方式是最好的作法嗎？還是我需要做什麼調整？也許該多關注某個特定的領域？怎樣才是幫助她的最佳作法？」

這次是詩人大師低沉的聲音作答，我傾身向前，深怕錯過一字一句。

「你的所為無誤。但這個旅程是為了你，而不是為了她。」我再次得到了確認，這些訊息主要是為了讓我受益，而不是凱瑟琳。

「為了我？」

「沒錯，我們的話是說給你聽的。」祂不只用第三人稱來稱呼凱瑟琳，而且用「我們」來指稱自己，顯然，真的有好幾個大師的靈體在這裡。

「我可以知道祢們的名字嗎？」話一出口，我就因為自己問出這麼瑣碎的問題感到後悔，「我需要指引，我有太多要學。」

答案是一首關於愛的詩，一首關於我的出生和死亡的詩。誦讀的聲音輕柔和緩，我感覺到一股來自宇宙靈體們帶著超然感的愛意，我敬畏地聆聽著。

「你會適時得到指引。當時機到來時……你會得到指引……。當你完成了來人間要完成的一切，你的生命便會終結。但絕不會提前。你還有許多未來……許多時間。」

焦慮和寬心同時襲來，我很高興祂沒有說出確切時間。

凱瑟琳開始變得焦躁不安，她輕輕低語著。

「我在下墜、下墜……試著找到我的生命……下墜。」她嘆了一口氣，我也是。

大師們離開了，我沉思著這些奇妙的訊息——來自高層靈體且是專屬於我的訊息。我聽到的話語中蘊含著深刻的涵義，等待我去挖掘。死亡之後的光芒和死亡後接續的生命；我們選擇了自己的出生和死亡；大師們肯定又絕不出錯的指引；不以年月計算，而是以學到的功課和完成的任務來丈量的生生世世；希望、信心和愛；不報任何期待地去做——這些對我來說都是新的知識。但目的是什麼呢？我被送來人世要完成的任務是什麼？

這些戲劇化的訊息和事件層層衝擊著坐在辦公室裡的我，讓我的個人和家庭生活也有了翻天覆地的變化。我沒有立刻發現，而是慢慢地察覺到自己的轉變。舉個例子，某天我載著兒子去看大學棒球賽，在路上遇到了非常嚴重的塞車。塞車這件事總是讓我不悅，再加上因為塞在路上，眼看著我們就要錯過第一局，甚至第二局也看不到了。但我發現自己並沒有不高興，沒有像往常一樣把錯都歸在某個開車技巧欠佳的駕駛身上，肩膀和脖子的肌肉都很放鬆。我更沒有把不耐抒發在兒子身上，甚至還開始聊天打發時間。我意識到自己只是想要和喬丹度過一個開心的下午，看一場我們都有興趣的球賽。這個下午的目標是要花時間陪伴彼此，如果我放任自己不悅或生氣，這個下午的安排就完全毀掉了。

現在我常常看著我的小孩和太太，好奇我們是不是在過去就曾共享生命。我們是不是選擇了彼此，決定一起分享這輩子的所有考驗甚至悲劇呢？我們到底活過多久？年紀有意義嗎？我對他們抱持著絕大的愛意和柔情，也意識到他們的缺點和過失都不算什麼，這些都不是那麼重要。重要的是愛。

我甚至發現自己更能容忍自身的缺陷了，就像我更能包容家人一樣。我不再需要一切完美，或無時無刻都在掌握之中，因為真的沒必要討好誰。

我很高興能和卡蘿一起共享這些經驗。我們常常在晚餐後長談，整理我對凱瑟琳療程中所發生一切的感受和反應，卡蘿很實際，也有很強的分析能力，對我很有幫助。

她知道我非常希望能夠以謹慎的科學方法記錄下凱瑟琳的治療體驗，因此常常採取和我相反的立場並提出挑戰，讓我能更客觀地審視收集到的資訊。隨著越來越多關鍵證據指出凱瑟琳確實正在揭露偉大的真相，卡蘿和我一樣，陷入了既憂慮又欣喜的情緒之中。

# 第七章　智慧的第歐根尼

下一週療程，凱瑟琳出現時，我滿心期待要把上週那些蘊含奇妙訊息的對話放給她聽。對我來說，除了驚人的前世體驗，從她那裡聆聽到的宇宙詩句更是美好，自然想與傳遞這些內容的她分享。

我告訴她，雖然她不記得，但在催眠狀態中，她確實描述了死亡後的靈魂或中介狀態。出乎意料的是，她並不願意聽。她對於自己的快速好轉和精神狀況非常滿意，並不覺得自己有需要知道這些，而且，這類東西對她來說還顯得非常「怪異」。但拗不過我的堅持，她終於首肯，只是聽了幾分鐘之後，她就要我關掉。

這些話對我來說迷人、美妙又鼓舞人心，但她聽自己這麼說話，只感到十分不自在。我沒說什麼，但心裡想到了大師的話，「這個旅程是為了你，而不是為了她。」

我忍不住好奇這段旅程什麼時候會告終。因為凱瑟琳每週都在好轉，與她之前深受煎熬的身心狀態相比，現在她的生活只剩下一絲焦慮和恐懼。她還是很害怕封閉的空間，和史都華的關係仍然若即若離，但她確實有著驚人的進步。

我們已經好幾個月沒有進行傳統心理療程了，因為沒有這個必要。每週我們碰面時，會先說說這週發生的事，接著很快進入前世回溯的部分。回溯中，她不只憶起了重大的創傷事件，也重新體驗前世日常生活累積的微小創傷，不確定哪一個起了更大的作用，但凱瑟琳現在已經幾乎完全康復了。

她的恐懼和恐慌發作症狀幾近消失，她不恐懼死亡或靠近死亡，也不再害怕失去控制。現在的精神科醫師往往使用高劑量的鎮定劑和抗憂鬱藥物來治療情況和凱瑟琳類似的患者，而且患者除了藥物，往往還要進行高強度的心理治療或參與恐懼症的團體治療。很多精神科醫師還相信凱瑟琳這樣的症狀是因為大腦中缺少了一種或多種化學物質，屬於生物學的病因。

當我催眠凱瑟琳，帶她進入深度催眠狀態時，我忍不住想到這幾週是多麼神奇驚人，在不使用藥物、傳統療法或團體療法的情況下，她幾乎完全好了。而且我們不僅僅是壓抑症狀，也不是讓病人必須咬緊牙關忍受重負過活，一輩子都要付出額外努力抵抗恐懼的陰影。這是完全的康復，症狀完全消失。更重要的是，她看起來光彩照人、寧靜安祥，幸福程度超過我的想像。

進入催眠狀態之後，她說話的聲音再度變得輕柔、低緩，「我在一棟建築物裡面，天花板是圓拱形的，顏色是藍色和金色。我身旁有其他人，他們穿著……舊的……某種長袍，很舊、很髒。我不知道我們怎麼到那裡的，房間裡有很多人像還有一些雕刻，安在某種石造結構上的雕刻。房間一端，有一個大型的金色人像，他看起來……他很大，有翅膀，他很邪惡。房間裡很熱，非常熱……這裡很熱，因為房間裡沒有任何通風口。我們必須待在離村莊很遠的地方，我們有問題。」

「妳生病了嗎？」

「對，我們都生病了。我不知道我們生了什麼病，但我們的皮膚壞死了，變得很黑。我覺得好冷。空氣很乾，很不新鮮。我們不能回村莊，我們得待在外面。我們有些人的臉變形了。」

這個病聽起來很可怕，像是痲瘋病。我不知道凱瑟琳是不是曾經有過風光的人生，但我們的回溯中還沒有遇到過。「妳得待在那裡多久？」

「永遠，」她消沉地回答，「一直到我們死了為止。這個病治不好。」

「妳知道病名嗎？這個病叫什麼？」

「不知道。這個病會讓皮膚變得很乾，然後萎縮皺起來。我在這裡待了好幾年了，有其他人剛到而已。出不去了。我們被驅除出來……等死。」

她住在穴窖裡，慘痛地活著。

「我們得自己打獵找食物。我看到某種我們會獵食的動物……有角。牠是棕色的，有很大的角。」

「有人來看妳嗎？」

「沒有，他們不能靠近，不然也會被惡魔找上。我們被詛咒了……因為我們做了某些壞事，這是我們的懲罰。」她的宗教信仰就像流動的沙，在生生世世的沙漏中隨時間流轉變換形狀，只有在死亡後的靈體狀態中才有不變的永恆，歡迎著她的到來，讓她擁有安定感。

「妳知道現在是哪一年嗎？」

「我們已經失去時間感了。我們生病了，我們就在等死而已。」

「沒有希望了嗎？」我可以感覺到瀰漫的絕望也爬到自己身上。

「沒有希望了，我們都會死。而且我的手非常痛，我整個身體都很虛弱。我老了，移動對我來說太難了。」

「如果動不了了，會怎麼樣？」

「會被移到另一個穴窖，丟到那裡去等死。」

「他們會怎麼處理死掉的人？」

「他們會把穴窖的入口封住。」

「他們是不是曾經在人死掉之前就把穴窖封死？」我在尋找凱瑟琳幽閉恐懼的起源。

「我不知道，我從來沒去過那裡，一直和其他人待在房間裡。這裡很熱，我靠著牆壁，躺著。」

「這間房間是用來做什麼的？」

「這是用來禱告的……很多神靈。真的很熱。」

我繼續帶她將時間往前推，「我看到某個白色的東西。我看到某個白色的東西，某種簾幕，他們在移動某個人。」

「被移動的人是妳嗎？」

「我不知道，要是能死掉我會很高興。我的身體實在太痛了。」凱瑟琳因為疼痛而抿緊雙唇，由於穴窖中的逼人熱氣，她不停喘著氣。我帶她來到死亡那一天，她仍然在喘氣。

「呼吸對妳來說很費力嗎？」我問。

「是的，這裡非常熱……感覺……太熱了，很黑。我什麼也看不到……而且也動不了。」在燠熱、黑暗的穴窖裡，她全身動彈不得，正在孤獨地死去。穴窖的入口已經封死了，她感到害怕又悲慘。她的呼吸變得越來越急促且不規律，最後終於得以死去，結束悲慘的一生。

「我覺得很輕……好像我在飄。這裡非常明亮，太棒了！」

「妳還痛嗎？」

「不痛了！」她停下來，我等候著大師的降臨。然而，她馬上被捲走了。

「我下墜得很快，我又要進入另一個身體了！」她聽起來和我一樣驚訝。

「我看到很多建築物，有圓柱的建築物。有很多建築物。我們在戶外，旁邊有樹，橄欖樹，很美。我們在觀賞某種表演……人們戴著奇怪面具，那些面具把臉遮住了。這是某種節慶。他們穿著長袍，戴著遮住臉的面具，假裝成別的人。他們都在一個平臺上……比我們坐的地方還高。」

「你們在看一齣戲？」

「沒錯。」

「低頭看看自己，描述一下妳的外表。」

「我的頭髮是棕色的，編成辮子。」她停了下來，她對自己的描述還有剛提到的橄欖樹，讓我想到凱瑟琳之前描述過的另一世，那是耶穌誕生前的一千五百年，我在那一世是她的老師第歐根尼。我決定問得深入一點。

「妳知道現在的日期嗎？」

「不知道。」

「有認識的人跟妳在一起嗎？」

「有，我的先生坐在我旁邊，不過我不認識他（指他沒有出現在凱瑟琳這一世）。」

「妳有小孩嗎？」

「我現在有孕（with child）。」她使用的詞彙很有趣，偏向古老的用法，和平常清醒的凱瑟琳完全不同。

「妳的父親在那裡嗎？」

「我沒看到他。你就在附近……但不在我旁邊。」所以我剛的猜測是對的，她回到了三千五百年前。

「我在那裡做什麼？」

「你只是觀察，但你也教導。你提供教導……我們從你身上學到東西……方形和圓形，有趣的東西。第歐根尼，你在那裡。」

「妳還知道哪些關於我的事？」

「你年紀很大了，我們有親戚關係……你是我媽媽的兄弟。」

「妳還認識我家族裡的其他人嗎？」

「我認識你的太太……還有你的小孩。你有兒子，其中兩個年紀比我大。我的媽媽已經過世了，她很年輕就走了。」

「是妳的爸爸把妳帶大的嗎？」

「是的，但我現在結婚了。」

「妳在等寶寶出生嗎？」

「沒錯，我很害怕。我不想因為生小孩死掉。」

「你媽媽是因為這樣過世的嗎？」

「沒錯。」

「所以妳害怕這也會發生在妳身上嗎？」

「很多女人都是因為生孩子死掉的。」

「這是妳的第一個孩子嗎？」

「是的，我真的很害怕。孩子快要出生了，我的肚子很大。走動對我來說很不舒服。好冷。」她自己把時間往前到孩子要出生時。凱瑟琳從來沒有生產的經驗，而我上一次替人接生，還是十四年前在醫學院輪科到婦產科的時候。

「妳現在在哪裡？」我問。

「我躺在某種石造的東西上，這裡好冷。我很痛……一定要有人幫幫我。一定要有人來幫幫我才行。」我要她盡量深呼吸，安慰她不用受苦就能把寶寶生下來。她同時發出喘氣和呻吟，生產過程持續了痛苦的數分鐘，孩子終於出生了。她生了個女兒。

「妳現在覺得好一點了嗎？」

「我很虛弱……流了好多血！」

「妳知道要幫她取什麼名字嗎？」

「還不知道，我太累了……我想要看看我的寶寶。」

「妳的寶寶在這裡，」我臨場發揮了一下，「一個小女孩。」

「是的，我的先生很高興。」她累壞了，我引導她小睡一下，告訴她醒來時就會恢復精神了。一、兩分鐘過後，我將她從小睡中喚醒。

「妳現在覺得好一點了嗎？」

「好多了……我看到很多動物。牠們背上駝著東西，是籃子。籃子裡有很多東西……食物……某種紅色的水果……」

「這裡的土地美嗎？」

「很美，種了很多吃的。」

「妳知道這裡的地名嗎？如果有陌生人問妳這個村莊的名字，妳會怎麼回答他？」

「卡瑟尼亞（Cathenia）……卡瑟尼亞。」

「聽起來像是個希臘小鎮？」我追問。

「我不知道。你應該知道吧？你曾經離開村莊很遠又回來過，我沒有。」這個反問出乎我的意料，但想來又十分自然。在她的這一世，我是她年長又有智慧的舅舅，那她當然認為我能夠回答自己問的問題。很可惜，我沒有辦法得知自己在那一世所知道的知識。

「妳一輩子都住在村莊裡嗎？」我問。

「是的，」她低語道，「但你四處旅行才會知道那麼多的知識，可以教導別人。你用旅行來學習，學習和土地有關的知識……認識不同的貿易路線，好製作地圖，並標出那些路線……你年紀很大了，但你還是跟年輕人一起旅行，因為你看得懂航圖。你很有智慧。」

「妳說的航圖是什麼？標示星星的航圖嗎？」

「你，你瞭解那些符號。你可以幫他們製作……幫他們製作地圖。」

「村莊裡還有其他妳認得出來的人嗎？」

「我不認識他們……但我認識你。」

「好吧，那我們的關係怎樣？」

「很好，你非常和藹可親。我喜歡坐在你旁邊；令人感到安穩舒適……你幫過我們，你幫過我的姊妹們……」

「但是，未來總會有那麼一天，我必須離開妳，因為我已經老了。」

「不。」她還沒準備好接受我的死亡。「我看到某種麵包，扁的麵包，很扁而且很薄。」

「你們在吃這種麵包嗎？」

「是的，我的父親、先生和我，還有村莊的其他人都在吃。」

「有什麼特殊場合嗎？」

「這是某種……某種節慶。」

「妳的父親在那裡嗎？」

「沒錯。」

「妳的小孩也在那裡嗎？」

「也在，但她不在我旁邊，她跟我的姐姐在一起。」

「仔細看一下妳的姐姐，」我鼓勵她，想知道凱瑟琳能不能再認出這一世重要的人。

「好，我真的不認識她。」

「妳能認出妳的父親嗎？」

「可以……沒錯……是愛德華。這裡有無花果，無花果和橄欖……還有紅色的果實。有扁的麵包。他們還殺了羊，正在烤羊。」接著她停頓了好一陣子，「我看到某個白色的東西。」她再次把自己的時間往前進了，「這是一個……白色的……一個方形的盒子。人們死掉以後就是被放進這個裡面。」

「所以有人過世了嗎？」

「是的……是我的父親。我不想看他，我不想看見他。」

「妳一定得看嗎？」

「沒錯，他們要帶他去埋葬了。我覺得非常難過。」

「是的，我明白。妳現在有幾個小孩？」我像個記者，不讓她好好哀悼親人的逝去。

「我有三個孩子，兩個男孩，一個女孩。」她盡責地回答完我的問題後，再次回到悲慟之中。「他們把他的身體放到某個東西下面，能把他蓋起來……」她看起來非常悲傷。

「那我呢？我這時候還在嗎？」

「還在，我們在喝某種葡萄酒，用杯子裝的葡萄酒。」

「我現在是什麼樣子？」

「你非常、非常老了。」

「妳現在覺得好點了嗎？」

「不好！等你死了，就只剩我一個人了。」

「妳的孩子不是都還在嗎？他們會照顧妳。」

「可是你懂得這麼多。」她聽起來像個小女孩一樣。

「妳會好好的把日子過下去的。妳也懂得很多，妳會很安全的。」我的安慰起了作用，她看來進入了平靜的休憩狀態。

「妳覺得比較平靜了嗎？妳現在在哪裡？」

「我不知道。」雖然她尚未體驗這一世的死亡，但顯然已經進入了靈體的狀態。這次療程我們已經回顧了兩段前世的細節，我等著大師們出現，但凱瑟琳持續休息著。又等了幾分鐘以後，我問她現在能和大師們說話嗎？

「我沒有到達那個平面，」她解釋，「要等到了以後我才能說話。」

她一直沒有到達那個平面，等了許久之後，我決定解除她的催眠狀態。

# 第八章　大師的耐心課

由於我安排了假期，療程中斷了三個禮拜。

在這段空檔中，我躺在熱帶海灘上，才有了時間和距離審視凱瑟琳的經驗揭露了什麼：她透過催眠回溯了前世，巨細靡遺地描述了在正常清醒狀態下一無所知的經驗、流程和事實；經歷回溯後，她的症狀有了極大進步，那是花了傳統治療十八個月的時間也無法達成百分之一的巨大進展；她對於死後靈體狀態有驚人的準確描述，甚至能傳達她清醒狀態下無從得知的知識；靈性的詩篇，大師靈體給予的關於死後維度、生死、誕生和重生的教導，這些大師言談的風格和流露出的智慧都遠遠超過凱瑟琳本人的能力。說實在話，值得深思的太多、太多。

這麼多年來，我治療過好幾百個、也許上千個精神病人，病人的症狀千變萬化，橫跨情緒障礙的各種型態。我還擔任過四所大型醫學院的住院部負責人，在精神科急診部、門診部和各種醫療現場服務多年，累積了許多評估和診斷到院病人的經驗。

我對聽覺和視覺幻覺以及精神分裂症瞭若指掌，也治療過許多有邊緣型人格障礙和歇斯底里性格障礙的患者，包括人格分裂或多重人格症。我曾在由國家藥物濫用研究院（National Institute of Drug Abuse, NIDA）出資成立的毒品和藥物濫用計畫中擔任業界教師，藥物對大腦造成的各種可能影響，我都十分熟悉。

凱瑟琳完全沒有上述所提到的症狀和症候群，發生在她身上的事不是思覺失調的表現。她沒有思覺失調，沒有脫離現實，也從來沒有受到幻覺（看見或聽到並不存在的事物）或妄想（與事實不符的想法或信念）的困擾。

她並未服用藥物，沒有反社會特質，也沒有歇斯底里人格，更沒有出現解離傾向。這個意思是說，她大致上察覺得到自己正在進行的行為和思考，而不是以「自動導航」的模式運作，並且她從未罹患人格分裂症或多重人格症。她所傳達的內容不管是風格或內容，往往超過她在意識狀態下的能力，甚至有部分內容屬於通靈性質，像是對於我個人過往的特定事件和事實的陳述（例如關於我的父親和我兒子的知識），還有她個人的過往事件。她擁有這一世的凱瑟琳無從得知或積累的知識，這些知識和這整個前世回溯的經驗，以她所身處的文化和成長環境來說，不只是天差地遠，更是多處衝突。

凱瑟琳是個相對單純、誠實的人，她不是個學者，也不可能編造得出這些事實、細節、歷史事件、描述，或是透過她傳達的詩篇。作為一個精神醫生和科學家，我很確定那些內容來自她無意識的某個部分，而毫無疑問地，它們是真實的。就算凱瑟琳擁有高超的表演技巧，她也不可能再現過去這幾週所發生的事。那些知識太精確、太具體了，完全超出了她的心智範圍。

我也仔細思考了為何探索凱瑟琳的前世能達到治療效果。我們意外踏入前世回溯的領域後，在沒有任何藥物幫助的情況下，她的狀況明顯地迅速好轉。很顯然，這個領域裡蘊含著強大的治癒力量，這股力量比傳統療法或現代藥物都還要有效。這股力量包括回憶並重新經歷那些過往的負面體驗，不僅僅是創傷事件的瞬間，還有那些日復一日施加於身體、心靈和自我之上的摧折羞辱。

在我們快速檢視前世時，我所詢問的問題往往是用來找出這些羞辱的模式，像是長期的情緒或身體虐待、貧困和飢餓、疾病和障礙、持續不斷的壓迫和偏見、一再重複的失敗等等。與此同時，我也會特別關注那些具有衝擊性的悲劇事件，像是創傷性的死亡體驗、強暴、大型災難，或其他可能留下永恆印記的駭人事件。

這和傳統療法中回顧童年所用的技巧很像，只不過我們關注的時間範圍是幾千年，而不只是短短的十年或十五年，因此，我的問題也會比傳統療法中所使用的更直接，也更具引導性。不管如何，運用這個非正統探索方式所達到的成功是不容置疑的。這個療法以驚人的速度治癒了凱瑟琳（以及我之後用催眠回溯療法治療的其他患者）。

只是，凱瑟琳的前世記憶會不會有其他的解釋呢？這會不會是她基因裡的記憶呢？科學上來說，這個可能性微乎其微。

要留下基因記憶，需要將基因物質毫不間斷地代代相傳，但凱瑟琳的前世遍及世界，她的基因傳承也不停地出現中斷——她曾在洪水中與孩子一同溺斃、尚未生育就結束生命，或者在兒童時期就過世。在那些前世中，她的基因庫還來不及傳下去，就隨著她的生命結束了。另外，關於死後體驗和中介狀態，又該如何用這個理論解釋？那時的她沒有身體，自然也就沒有基因物質，但是她的記憶仍持續運作。不對，用基因來解釋說不通。

或許榮格的集體潛意識理論適用於這個情況？也許這是所有人類記憶和經驗的共同記憶庫，能透過某種方式擷取？各種不同的文化常常會擁有類似的符號，甚至夢境的象徵也類似。根據榮格的說法，人並不是透過個人經驗取得集體潛意識，而是大腦結構以某種方式繼承到這個資料庫，其中包括了在每個文化中無須仰賴歷史傳統或文化傳播，就會巧合地同時出現的新動機和影像。

我認為凱瑟琳的記憶過於具體，無法透過榮格的概念解釋，她描述的並不是象徵或通用的影像或動機，而是充滿細節的描述和具體的人物、地點，榮格的概念似乎在描述更模糊、混沌的東西。而且，那也無法解釋中介狀態。想來想去，輪迴轉世才是最合理的解釋。

凱瑟琳的知識不只充滿細節且具體，同時也超出了她的意識能力。她描述的各種生活不可能是從不同書本中零碎得來又被暫忘的資訊，也不可能是她小時候學到，之後卻被壓抑而無法想起的記憶。而且，大師們和祂們的靈界訊息又是怎麼回事呢？這些話雖然透過凱瑟琳傳達，但不是來自凱瑟琳的心智，這些話語中蘊藏的智慧和凱瑟琳的前世也互相呼應。

我知道這些資訊和這些訊息都是真的，這個判斷不只是因為我花了許多年仔細研究人、人的心智、大腦和人格，甚至是因為在我的父親和兒子傳訊給我之前，我的直覺就這麼告訴我了。現在，不只我受過多年嚴謹科學訓練的大腦知道，我的身體也強烈知道這點。

「我看到好幾個裝有某種油的壺。」雖然間隔了三個禮拜，凱瑟琳還是很快便進入了深度催眠的狀態，進到另一個身體、另一個時間。「壺裡有不同種類的油，這裡看起來是某種倉庫，或是用來存放東西的地方。壺是紅色的……紅色的，用某種紅土做的。上面繞著一圈藍色條紋，靠近壺頂端的藍色條紋。我看到那裡有人……洞穴裡有人。他們在移動罐子和壺，把它們疊起來，放到某個區域。他們頭髮剃光了……頭上沒有頭髮。他們的皮膚是棕色……棕色皮膚。」

「妳在那裡嗎？」

「是的……我在密封某些罐子……用某種蠟……用蠟把罐子的頂部密封。」

「妳知道這些油是用來做什麼的嗎？」

「我不知道。」

「妳能看到自己嗎？看看自己，告訴我妳是什麼樣子。」她停頓了一下，開始觀察自己。

「我綁著辮子，我的頭髮裡有辮子，我穿著某種長……很長的衣服。靠近外緣的地方有金邊。」

「妳為這些神職人員，這些剃光頭的人工作嗎？」

「我的工作是用蠟密封這些罐子。那是我的工作。」

「妳知道這些罐子是用來做什麼的嗎？」

「好像是用在某種宗教儀式裡，但我不確定……那是什麼。好像是某種塗油的儀式，塗在頭上……塗在頭上和手上，你的手上。我看到一隻鳥，金色的鳥，繞在我的脖子上，扁扁的，有扁扁的尾巴，非常扁的尾巴，頭朝著下方……指向我的腳。」

「指向妳的腳？」

「沒錯，一定要這樣戴才行。這裡還有一種很黑、很黑，黏黏的東西，我不知道這是什麼。」

「在哪裡？」

「在大理石的容器裡，他們也會用到這個，但我不知道用途是什麼。」

「洞穴裡有寫任何字嗎？也許妳可以讀那些字，告訴我國家的名字、那是什麼地方或是日期？」

「牆上什麼也沒有，空空的。我不知道名字。」

我讓她把時間往前。

「有白色的罐子……某種白色的罐子，頂端的把手是金色的，上面有金色的嵌紋。」

「罐子裡有什麼？」

「某種油膏，和進入另外一個世界的通道有關。」

「妳是那個即將進入另個世界的人嗎？」

「不是！那個人我不認識。」

「這也是妳的工作嗎？幫別人做好進入另一個世界的準備？」

「不是，必須由神職人員進行，不是我。我只負責供應他們油膏和香……」

「妳現在看起來幾歲？」

「十六。」

「妳和父母住在一起嗎？」

「是的，一棟石頭房子，某種石頭蓋的居所。不太大。很熱又很乾。氣候很熱。」

「去妳的房子看看。」

「我在裡面了。」

「妳看到家裡其他人了嗎？」

「我看到一個兄弟，我的媽媽也在那，還有一個嬰兒，某個人的嬰兒。」

「是妳的小孩嗎？」

「不是。」

「這裡發生了什麼重要的事情嗎？去看看那些能解釋妳這輩子症狀的重要事件，我們必須瞭解它。體驗那些事是安全的。去看看那些事件。」

她用很輕柔的低語回答，「時間裡的一切……我看到人們在漸漸死去。」

「人們在逐漸死去？」

「沒錯……他們不知道原因。」

「是某種疾病嗎？」我突然靈光一閃，意識到她應該又再次回到了之前回溯經歷過的古老前世。在那一世裡，透過水傳播的瘟疫奪走了凱瑟琳的父親和一名兄弟的生命，凱瑟琳也染上了這個疾病，但她活下來了。那時的人用大蒜和其他香料試著抵禦這場瘟疫，凱瑟琳那時因為死者無法接受適當的遺體保存處理，而感到不安。

這次，我們用不同的角度再次回到了這一世。

「這和水有什麼關係嗎？」我問。

「他們覺得是這樣，很多人正逐漸死去。」我已經知道結局了。

「但妳不會死，不會因為這個病死掉對吧？」

「沒有，我沒有死。」

「但妳確實生病了，妳染上了疾病。」

「是的，我很冷……非常冷。我需要水……水。他們覺得疾病來自水……和某種黑色的東西。有人死了。」

「誰死了？」

「我的爸爸死了，還有一個兄弟也死了。我的媽媽還好，她恢復了，但她很虛弱。他們必須把人埋到土裡。他們必須埋葬屍體，大家很不高興，因為這和信仰的習俗不一樣。」

「習俗是怎樣？」我對於她回憶的一致性感到驚奇，所有的事實都和她幾個月前描述的內容一模一樣，而且這次，不符合習俗的喪葬方式還是讓她感到非常不安。

「死者被放在洞穴裡，屍體也被安置在洞穴中。但神職人員會先對屍體進行處理。屍體必須被包裹起來，並在上面塗上油。死者要安置在洞穴裡，但水淹沒了土地……他們說這個水不好，不要喝這個水。」

「有治療疾病的方式嗎？有任何有效的療法嗎？」

「我們拿到了草藥、不同的草藥。強烈的氣味……草藥和……聞聞那個強烈的氣味。我可以聞到那個味道！」

「妳可以認得出這個味道嗎？」

「是白色的，人們把它掛在天花板上。」

「是像大蒜嗎？」

「它掛在四處……性質很類似，沒錯。它的性質……你把它放在嘴巴裡、耳朵裡、鼻子裡，所有地方。氣味很強烈。大家相信這能阻擋邪惡進入身體裡。紫色的……果實或某種圓形的、有紫色外皮的東西……」

「妳能認出身處的文化嗎？那裡看起來眼熟嗎？」

「我不知道。」

「紫色的東西是某種果實嗎？」

「單寧思（Tannis）。」

「這對妳有幫助嗎？那是用來治病的嗎？」

「那時候是。」

「單寧思，」我重複了這個字，再次試著搞懂她是不是在說現在被我們稱為單寧或單寧酸的東西。「他們是這樣稱呼那個紫色的東西的嗎？單寧思？」

「我只是……我一直聽到『單寧思』。」

「這一世在妳的今生埋下了什麼東西？妳為什麼一直回來這裡？是什麼讓妳這麼不適？」

「宗教，」凱瑟琳很快低語回答道，「這時候的宗教。那是一種令人恐懼的宗教……恐懼。有那麼多需要害怕的事……那麼多神靈。」

「妳記得任何神靈的名字嗎？」

「我看到眼睛。我看到一個黑色的……某種……看起來像是胡狼。是一尊雕像，是某種守護神……我看到一個女人，一個女神，頭上有某種頭飾。」

「妳知道她的名字，女神的名字嗎？」

「歐西里斯（Osiris）……賽勒斯（Sirus）……類似這樣的名字。我看到一只眼睛……眼睛，只有一只，鏈條上的一只眼睛。金色的。」

「一只眼睛？」

「沒錯……誰是哈索爾（Hathor）？」

「什麼？」

「哈索爾！祂是誰！」

我從來沒聽過哈索爾，雖然我確實知道歐西里斯——如果凱瑟琳的發音沒錯的話，祂是埃及主要的神祇，女神伊西斯（Isis）的哥哥和丈夫。我後來才知道，哈索爾則是埃及的愛、歡笑和喜悅之神。

「這是眾多神靈之一嗎？」我問。

「哈索爾！哈索爾。」接著她停頓了很久，「鳥……祂是扁的……一隻扁平的鳳凰。」她再次陷入沉默。

「把時間往前到這一世的最後一天，去最後一天，到妳死前的時候。告訴我妳看到什麼。」

她用很輕柔的低語回答，「我看到人們和建築物，我看到涼鞋、涼鞋。還有粗布，某種粗布衣服。」

「發生了什麼事？現在去妳死亡的那一刻。在妳身上發生了什麼事？妳可以看到的。」

「我看不到……我看不到**我**自己了。」

「妳在哪？妳看到什麼？」

「什麼也沒有……只有黑暗……我看到一道光，一道溫暖的光。」她的生命結束了，已經進入了靈體狀態。顯然她不需要再體驗一次這一世的死亡了。

「妳可以接近光嗎？」我問。

「我正要去。」她正在平靜地休息，再次進入等待。

「妳現在可以回顧這一世學到的功課嗎？妳現在明白了嗎？」

「不能。」她低語，然後繼續等待。突然間，她露出警覺的神色，雖然她仍和以往處於深度催眠狀態時一樣，雙眼保持閉上，但頭開始左右搖擺。

「妳現在看到了什麼？怎麼了？」

她的聲音變大了，「我感覺……有人在跟我說話！」

「他們說什麼？」

「關於耐心，人一定要有耐心。」

「是的，繼續說。」

這個答案來自詩人大師，「耐心和時機……一切會在必須到來的時候到來。生命不能被催促，也不能像許多人的期待一樣，照著排定的時間進行。我們必須接受任何時候來到我們面前的事物，不要貪求更多。但生命是無盡的，所以我們從未死去也從未真的誕生，我們只是度過不同的階段，一切沒有盡頭。人有很多維度，但時間不是我們所感覺到的時間，而是我們學到的功課。」

接著停頓了很久，然後詩人大師繼續說了下去。

「隨著時間，一切對你而言會變得清晰，但你必須有機會消化目前為止我們傳達給你的知識。」

凱瑟琳沉默下來。

「還有更多我該學的嗎？」我問。

「祂們走了，」她輕輕地低語，「我聽不到任何人說話。」

# 第九章　心靈學的祕密

隨著療程一週一週地進行，凱瑟琳身上神經質的恐懼和焦慮也一層一層地褪去，每一週她都顯得更寧靜、更柔軟且更有耐心，也變得更有自信，身旁的人也自然地被她所吸引。凱瑟琳還變得更願意付出愛，他人也用愛回報。她內心真正的性格像是光芒耀眼的鑽石，發出光芒，吸引周遭的人欣賞。

凱瑟琳回溯的前世跨越千年，我從來無法預測她進入催眠狀態以後，將會前往哪個時期、哪個地方，從史前的洞穴到古老的埃及甚至近代時期，都有她生命留下的軌跡。她活過的每場人生中，也都有大師們看顧著。在這次療程，她來到二十世紀，但不是以凱瑟琳的身分。

「我看到飛機機身和簡易跑道，某種機場跑道。」她輕柔地低語。

「妳知道這是哪裡嗎？」

「我看不到……阿爾薩斯（Alsatian）？」接著她用肯定的語氣重複，「阿爾薩斯。」

「在法國？」

「我不知道，就是阿爾薩斯……我看到馮・馬克（Von Marks）這個名字，馮、馬、克（拼音）。某種咖啡色的頭盔或帽子……上面有護目鏡的帽子。小隊被消滅了。這裡看起來是非常偏僻的地方，我覺得這附近沒有城鎮。」

「妳看到什麼？」

「我看到被破壞的建築物，我看到很多建築物……因為轟炸的關係……土地滿目瘡痍……有一個隱藏得很好的區域。」

「妳在做什麼？」

「我在幫助受傷的人。他們在把傷者抬走。」

「看看自己，描述一下自己的樣子。低頭看看妳身上穿了什麼。」

「我穿著某種夾克，頭髮是金色的，藍色的眼睛。我的夾克很髒。有很多受傷的人。」

「妳受過協助傷者的訓練嗎？」

「沒有。」

「妳住在那裡嗎？還是妳是被帶到那裡去的？妳住在哪？」

「我不知道。」

「妳大概幾歲？」

「三十五。」凱瑟琳本人的年紀是二十九歲，而且她的眼睛是棕色的，不是藍色。我繼續問下去。

「妳有名字嗎？夾克上有寫嗎？」

「夾克上有翅膀，我是飛行員……某種飛行員。」

「妳開飛機嗎？」

「是的，我非得駕駛飛機。」

「誰讓妳飛的？」

「我加入軍隊擔任飛行員，那是我的工作。」

「妳的工作也包含進行轟炸嗎？」

「我們的飛機上有射擊員，還有領航員。」

「妳飛的是怎樣的飛機？」

「某種直升機，有四個推進器，是固定翼。」

我覺得很有趣，因為凱瑟琳本人對於飛機一無所知，我很好奇「固定翼」對她來說代表什麼意思。但想到她曾分享過如何製作奶油或處理屍體，她在催眠狀態下的龐大知識庫裡有怎樣的知識似乎都不令人驚訝。可惜的是，這些知識裡只有一小部分能被日常狀態的她使用。

我繼續追問，「妳有家人嗎？」

「他們沒有和我在一起。」

「他們安全嗎？」

「我不知道，我很害怕……害怕他們會回來。我的朋友快死了！」

「妳害怕誰會回來？」

「敵人。」

「他們是誰？」

「英國人……美國軍隊……英國人。」

「好。妳記得妳的家人嗎？」

「記得？太亂了，我搞不清楚。」

「讓我們回到這一輩子比較快樂的時光，回到戰爭之前，妳和家人在家裡相處的那時候，妳能看到的。我知道這很難，但我要妳放鬆，試著想起來。」

凱瑟琳停頓了一下，接著低語道，「我聽到艾瑞克（Eric）這個名字……艾瑞克。我看到一個金髮的小孩，一個女孩。」

「那是妳的女兒嗎？」

「是的，錯不了……瑪格（Margot）。」

「她在妳附近嗎？」

「她和我在一起，我們在野餐。天氣很好。」

「除了瑪格，有其他人跟妳在一起嗎？」

「我看到一個棕髮的女人坐在草皮上。」

「那是妳的太太嗎？」

「是的……我不認識她。」她補充，意思是這不是凱瑟琳這輩子認識的人。

「那妳認識瑪格嗎？仔細看看瑪格，妳認識她嗎？」

「是的，但我想不起來是誰，我一定認識她。」

「妳會想起來的，仔細看著她的眼睛。」

「她是茱蒂（Judy）。」她回答。茱蒂是凱瑟琳現在最好的朋友，她們一見面就覺得非常親近，也變成了很好的朋友，自然而然地相信彼此，在開口之前就能知道對方的想法和需求。

「茱蒂？」我重複。

「是的，茱蒂。她外表看起來像……笑起來和茱蒂一樣。」

「對了，那很好。妳的家庭生活幸福嗎？有沒有什麼問題？」

「沒有問題。（停頓良久）是的。是的，這是不平靜的時刻，德國政府的政治結構裡有重大的問題，太多人有太多不同的意見，想要往不同的方向發展。最後會讓我們分裂……但我必須為了我的國家而戰。」

「妳對國家有很深的感情嗎？」

「我不喜歡戰爭，我覺得殺戮是不對的，但我必須盡我的責任。」

「現在回去，回到妳剛剛在的地方，回到那架停在地面上的飛機，還有轟炸和戰爭。這是之後的事，戰爭已經開始了，英國人和美國人在轟炸你們。回去。妳現在再次看到飛機了嗎？」

「看到了。」

「妳現在對責任、殺戮和戰爭感覺還是一樣嗎？」

「沒錯，我們將會毫無意義的死去。」

「什麼？」

「我們將會毫無意義的死去。」她提高低語的音量，清楚重複自己的話。

「毫無意義？為什麼毫無意義？這樣死沒有榮譽可言嗎？妳不保衛國土和摯愛的親友了嗎？」

「我們犧牲生命只是為了捍衛少數人的理念。」

「即使那些是領導國家的人？他們可能犯錯——」她很快打斷了我。

「他們不是領導人。如果他們真的能領導，就不會有這麼多內部衝突……在政府發生了。」

「有些人說他們瘋了。妳覺得這有道理嗎？權力造成的瘋狂？」

「我們一定全都瘋了，才會被這些人擺布，才會允許這些人推動著我們……殺人，並且獻出自己的生命……」

「妳有任何朋友生還嗎？」

「是的，有一些人還活著。」

「這些人裡面有妳特別親近的朋友嗎？妳飛行隊的夥伴呢？妳的射擊員和導航員還活著嗎？」

「我沒看到他們，但我的飛機沒有被摧毀。」

「妳要把飛機再開走嗎？」

「沒錯，我們必須在他們回來之前，盡快把簡易跑道剩下的飛機開走……」

「進到妳的飛機裡面。」

「我不想去。」她似乎覺得和我討價還價有用。

「但妳必須把飛機開走。」

「這一點意義也沒有……」

「妳在戰爭前從事的是什麼職業？妳記得嗎？艾瑞克是做什麼的？」

「我是副機長……開一臺小飛機，是用來運輸貨物的。」

「所以妳那時也是飛行員？」

「沒錯。」

「妳這個工作得常常離開家吧？」

她很輕柔地用憂傷的聲音回答，「沒錯。」

「現在把時間往前，」我指示，「到妳的下一次飛行。妳能做到嗎？」

「沒有下一次飛行了。」

「妳出了意外嗎？」

「沒錯。」她的呼吸加快了，看起來變得十分躁動不安——她來到了死亡那一天。

「現在怎麼了？」

「起火了，我在逃離現場，我的小隊被火勢拆散了。」

「妳活下來了嗎？」

「沒有人活下來……沒有人能從戰爭中生還。我快死了！」她的呼吸變得很粗重，「血！到處都是血！我的胸口很痛。我的胸口受傷了……還有我的腿……和我的脖子。實在太痛了……」她深陷痛苦之中，但很快呼吸就慢了下來，變得更加均勻，臉上的肌肉也放鬆了，出現寧靜的神色。

我認出這是轉換狀態的平靜感。

「妳看起來舒服了很多。結束了嗎？」

她停頓了一下，接著輕柔回答：「我在漂浮著……離開我的身體。我沒有身體了，我又是靈魂的狀態了。」

「很好，好好休息吧。妳的這輩子非常困難，妳經歷了痛苦的死亡。妳需要休息，好好恢復。妳從這輩子學到了什麼？」

「我學到仇恨……毫無意義的殺戮……導向錯誤對象的仇恨……人們只是盲目痛恨，但不問原因。當我們處於有肉體的狀態時，我們任由邪惡所驅使……走向仇恨……」

「除了對國家的責任，有更高的責任嗎？有什麼東西能阻止妳殺戮嗎？什麼東西能讓妳即使收到殺戮的命令，仍能阻止這個行為？對自己的責任感？」

「有……」但她沒有進一步說明。

「妳現在在等什麼嗎？」

「是的……我在等著進入再生的狀態。我必須等。祂們會來找我……祂們會來的……」

「好，等祂們來了，我也想和祂們聊聊。」

我們等了幾分鐘，接著她的聲音突然變得大聲又沙啞，這次來的是最早出現的大師靈體，而不是詩人大師。

「你認為這種療法適合那些處於肉體狀態的生命，這個假設是對的。你必須去除他們心中的恐懼。恐懼的存在會浪費能量，這會令他們窒息，無法完成來到這裡要實現的任務。從你的周圍得到暗示。他們必須先進入非常、非常深層的層次……在那裡，他們不會感覺到自己的身體，然後你就能觸碰他們。所有的困難……不過處於表面。理念在靈魂的深處建立，那是你必須觸碰的地方。能量……任何事物都是能量。許多能量都被浪費了。群山……在山的深處是安靜的，中心是平靜的，但困難位於表面。人們只能看到外在，但你能進入很深的地方。你必須看見火山，要這麼做，你必須深入內部。

處於肉體狀態是不正常的。當你處於靈體狀態時，對你來說才是正常的。當我們被送回去，就像是被送到我們不認識的地方。我們必須花更多時間。在靈體的世界，你必須等待，接著你會再度更新，這是再生狀態。就像其他的維度一樣，這也是一個維度，而你幾乎成功達到那個狀態了……」

這讓我嚇了一大跳，我怎麼可能有辦法接近再生狀態呢？

「我幾乎達到那個狀態了？」我不可置信地發問。

「沒錯，你知道的遠多於其他人，你所懂得的遠多於其他人。你要對他們有耐心，他們沒有你所擁有的知識。靈體們會被送回來幫助你。但你現在做的是正確的……繼續下去。這股能量不能被浪費。你必須擺脫恐懼。那會是你最強大的武器……」

大師靈體沉默了。

我思索著這個驚人訊息的意義。我知道，我正在成功去除凱瑟琳的恐懼，但這個訊息有著更廣大、深遠的涵義。這不僅是要幫我確認催眠作為治療工具的有效性，也不只和前世回溯有關，畢竟要讓普羅大眾每個人都接受這項治療並不容易。所以，我相信這個訊息在說的是對死亡的恐懼，也就是埋藏在火山深處的恐懼。隱藏在深處、時時跟隨著我們的死亡恐懼，不管有多少財富和權力，都不能去除這個恐懼——這就是核心。

但如果人們能夠知道「生命是無盡的，所以我們永遠不會死去，我們也從未真的誕生」，這個恐懼就會消融了。如果他們知道，在出生前自己已經活過許多次，死了以後生命也會繼續，他們想必會非常安心。如果他們知道，自己在肉體狀態時，會有靈體在周圍看顧扶持，死亡後進入靈體狀態時，他們就會加入那些靈體——包括已經過世的摯愛親友，他們會感到多麼安慰？如果他們知道，所謂的守護「天使」確確實實存在，他們會感到多麼安全？如果他們知道，對他人施以暴力和不公並不是無人知曉，且必須在來世以別種方式償還，那能減少多少憤怒和復仇的渴望？而如果「我們藉由知識接近神」是真的，那物質財富或權力若不是被當作接近神的手段，而是被當作目標求取，這有什麼用處呢？貪婪和權力慾都毫無價值。

那麼要如何才能讓人們接觸到這些知識呢？大多數人在教堂、猶太會堂、清真寺或寺廟進行祈禱，禱詞宣告著靈魂的永恆不朽。然而，一旦敬拜儀式結束了，他們就回到彼此競爭的泥淖裡，繼續奉行貪婪、操縱和自我中心的行事風格，讓這些負面特質阻礙靈魂的進步。

如果信仰不足以讓我們進步，也許科學可以。或許像凱瑟琳和我這樣的類似經歷，需要那些受過行為和物理科學訓練的專業人士以理性抽離的科學方式加以研究、分析和報導。然而，在那個時候，發表科學論文或書籍大概是我完全想不到的事，這個想法太過天馬行空又不切實際了。我忍不住開始好奇起大師剛剛說的話，會有靈體被送來幫助我，幫助我做什麼呢？

這時，凱瑟琳有了動靜，她開始低語，「某個叫基甸（Gideon）的人，某個叫基甸的人……基甸。祂在試著跟我說話。」

「祂說什麼？」

「祂就在附近。祂不會停下來。祂是某種守護者……某個東西，但祂現在在跟我玩。」

「祂是妳的守護者之一嗎？」

「是的，但祂在玩……祂一直到處跳來跳去。我覺得祂想讓我知道，不管在哪裡……祂隨時都在我身邊。」

「基旬？」我重複。

「祂在那裡。」

「這能讓妳感到更安全嗎？」

「沒錯，祂會在我需要的時候回來。」

「很好，現在我們旁邊有靈體嗎？」

她以超意識心智的視角低聲回答，「喔，有的……很多靈體。祂們只有在想來的時候才會降臨。祂們想要的時候……就會降臨。我們都是靈體。但某些……某些處於肉體狀態，某些處於再生時期，還有一些是守護者，但我們都會去那裡。我們也曾經擔任過守護者。」

「我們為什麼回來學習呢？為什麼我們不能作為靈體進行學習？」

「學習有不同的層次，有些東西必須透過血肉之軀才能學到。我們必須感受痛苦。處在靈體狀態感覺不到痛苦，那是再生時期，靈魂會得到新的能量。當你處於有血有肉的肉體狀態，你能夠感覺到痛苦，你會受傷。在靈體形式時你沒有感覺，只有幸福和喜樂。但這是讓我們……再生的時期。靈體狀態下，人與人之間的互動是不一樣的。當你處於肉體狀態……你能體驗關係。」

「我瞭解了。會沒事的。」

她再次沉默，又過了數分鐘。

「我看到車廂，」她再次開口，「藍色的車廂。」

「貨車車廂？」

「不是，人坐的車廂……藍色的！頂部有藍色的流蘇，外表也是藍色的。」

「馬拉的車廂嗎？」

「車廂有很大的輪子。我沒看到裡面有人，只有兩匹馬拴在上面……一匹灰色的，一匹褐色。馬的名字是蘋果，灰色的那匹，因為牠喜歡吃蘋果。另一匹的名字是公爵。牠們都是很溫和的馬，不會咬人。牠們有很大的腳……大腳。」

「也有脾氣不好的馬嗎？還有另外一匹馬？」

「沒有，都是很溫和的馬。」

「妳在那裡嗎？」

「沒錯，我可以看到牠的鼻子。牠比我大好多。」

「妳坐在馬車裡嗎？」從她回話的語氣聽起來，我知道她現在是個小孩。

「那裡有馬，也有一個男孩。」

「妳幾歲？」

「很小。我不知道。我不認為我知道怎麼數數。」

「妳認識這個男孩嗎？是妳的朋友？妳的兄弟？」

「是鄰居。他在這裡是因為……某個宴會。他們要舉行……婚禮之類的。」

「妳知道要結婚的是誰嗎？」

「不知道。大人說，我們不可以把自己弄髒。我的頭髮是棕色的，鞋子旁邊有一整排從下面一直到上面的鈕扣。」

「那是妳宴會的衣服？是好的衣服？」

「我的衣服是白色的……某種白色的洋裝，上面有……整片蓬鬆的裝飾，在後面打結。」

「妳的家在附近嗎？」

「是一個很大的房子。」孩子回話了。

「那是妳住的地方嗎？」

「沒錯。」

「很好。妳現在可以看看房子裡面，沒關係。這是很重要的日子。其他人也會打扮得很體面，穿上特別的衣服。」

「他們在煮吃的，很多很多吃的。」

「妳能聞到味道嗎？」

「可以，他們在做某種麵包。麵包……和肉……大家又叫我們去外面了。」

我覺得這個回應很有趣，我剛告訴她進屋子裡沒關係，現在她又被趕出去了。

「他們有喊妳的名字嗎？」

「……曼蒂（Mandy）……曼蒂和愛德華。」

「他是男孩嗎？」

「沒錯。」

「他們不讓你們待在房子裡？」

「對，他們太忙了。」

「妳對這件事有什麼感覺？」

「我們不在乎。但要保持乾淨太難了，我們什麼也不能做。」

「妳要去婚禮嗎？待會就去？」

「是的……我看到很多人，房間裡很擠。這是很熱、很熱的一天。那裡有個牧師……戴著奇怪的帽子，大帽子……黑色的。邊邊擋著他的臉……很奇怪。」

「今天對妳的家人來說是高興的日子嗎？」

「是的。」

「妳知道是誰要結婚嗎？」

「是我姐姐。」

「她的年紀比妳大很多？」

「沒錯。」

「妳現在能看見她嗎？她穿著結婚禮服嗎？」

「沒錯。」

「她漂亮嗎？」

「漂亮，她頭髮上戴了好多花。」

「仔細看看她，妳在其他世遇過她嗎？看看她的眼睛、她的嘴巴……」

「沒錯，我覺得她是貝琪（Becky）……但年紀小多了。」貝琪是凱瑟琳的朋友和同事。她們很親近，但凱瑟琳很厭惡貝琪喜歡評斷他人的態度，以及她會過度干涉凱瑟琳的人生和決定。她只是一個朋友，不是親人，但也許現在她的身分更多元一點了。「她……她喜歡我……我能站在前排就是因為她喜歡我。」

「很好。現在看看妳的周圍。妳的父母在那裡嗎？」

「沒錯。」

「他們也和妳姐姐一樣喜歡妳嗎？」

「是的。」

「那很好，仔細看看他們。先看看妳媽媽，看看妳記不記得她。仔細看看她的臉。」

凱瑟琳深吸了好幾口氣，「我不認識她。」

「看看妳父親，仔細看看他。看看他的表情、他的眼睛……還有他的嘴巴。妳認識他嗎？」

「他是史都華。」她很快地回答。所以，史都華再次出現了，這值得進一步探索。

「妳和他的關係如何？」

「我很愛他……他對我很好。但他覺得我很煩人，他覺得小孩子很煩人。」

「是他太嚴肅了嗎？」

「不是，他喜歡和我們玩。但我們問太多問題了。除了我們問太多問題的時候，不然他對我們都很好的。」

「那有時候會惹他生氣嗎？」

「是的，我們必須向老師學習，而不是從他那裡。所以我們才要去學校……就是去學習。」

「這聽起來是他說的話，他是這樣跟妳說的嗎？」

「是的，他有更重要的事要做，他必須經營農場。」

「那是很大的農場嗎？」

「沒錯。」

「妳知道那在哪裡嗎？」

「不知道。」

「他們有提到城市名稱或國家名稱嗎？或鎮的名字？」

她停了下來，很注意聽，「我沒聽到。」她再次陷入沉默。

「沒關係，妳想要在這一世繼續探索嗎？我們要把時間往前，或者——」

她打斷我，「這樣就夠了。」

和凱瑟琳進行回溯工作的期間，我極不願意和其他醫療專業人士討論她吐露的內容。事實上，除了卡蘿和一些我認為「安全」的人，我完全沒把這些驚人的資訊和別人分享。

我知道我們療程的資訊不只真實，也非常重要，但想到其他醫療專業和科學界的同僚會如何反應，焦慮的我還是選擇了三緘其口。我很擔心我的名聲、事業和其他人會怎麼看我。

隨著凱瑟琳每週在診療室中吐露的各種證據，我個人對前世回溯的質疑早已完全消除。我常常在療程結束後重複播放錄音，重新體驗這些戲劇化得不像真的，身處其中又難以質疑真實性的內容。但如果告訴其他人，他們必須透過我才能探知前世回溯，我的體驗雖然十分真實，但畢竟不是他們的第一手經驗。我覺得自己必須取得更多資料。

隨著我慢慢接受並相信大師們的訊息，我的人生變得更加簡單，也更令人滿意。我不需要再耍手段、假裝、扮演其他角色，或做我不想做的事；關係變得更誠實、直接，家庭生活的混亂減少了，變成更令人放鬆的地方。我越來越希望能把透過凱瑟琳傳達給我的這些智慧分享出去。

令我驚訝的是，大部分的人都很有興趣，並且希望知道更多。許多人和我分享了他們非常私人的心靈學經歷，包括超能力、既視感、靈魂出竅經驗、前世回溯的夢等等。很多人從來沒把這些事和其他人分享，甚至連配偶也沒有。因為大家幾乎都會害怕，要是把這些體驗告訴別人，即使是家人或心理治療師，也會用異樣的眼光看待他們。

然而，這些心靈學現象其實很普遍，比常人認為的還要頻繁得多，只是因為大家都不願意分享類似的通靈經驗，才會讓這些事看起來很罕見。這些人之中，最不願意開口談這些事的，就是受過最多專業訓練的人。

在我工作的醫院，有個大型臨床部門的主任是倍受尊敬的醫師，專業能力受到國際同業的肯定。他告訴我，他曾和過世的父親交談，還受父親的保護，好幾次死裡逃生。另一個醫學教授則會在夢境中得到啟示，找到正在進行的複雜研究實驗中缺少的步驟或解決方案，夢境給的指引總是正確無誤。另外還有個有名的醫生，通常在接起電話前就能知道是誰打來。

還有，中西部某間大學精神醫學部主席的太太，她有心理學博士學位，總是謹慎地規劃並執行研究計劃。她從來沒有告訴任何人，自己第一次造訪羅馬時，不用地圖就對當地的街道瞭若指掌，好像她心裡有一張內建地圖一樣，甚至在轉彎前就能知道那條街道上會有什麼。雖然她從來沒有去過義大利，也不會義大利語，但當地人總會自然地對她說起義大利語，誤認她在那裡土生土長。她感到驚異，難以理解為什麼會在羅馬有這樣的經歷。

我能理解為什麼這些受到良好訓練的專業人士都不願意公開談論自己的經驗，我的顧慮跟他們完全一樣。我們雖然不能否認自己的經驗和感覺，但以各種角度來看，我們受到的訓練都和這些資訊、體驗以及由此歸納出來的信念格格不入，所以我們只好默不作聲。

# 第十章　去除淺意識的傷害

這一週過得很快。我把上週療程的錄音聽了又聽，還是充滿疑惑。我怎麼可能接近再生狀態呢？我並沒有特別感覺到開悟。而且現在還會有靈體被送來幫助我？那我該怎麼做？我什麼時候會知道該做什麼？我真的能勝任嗎？我知道我必須等待，必須有耐心，我又想起詩人大師的話來。

「耐心和時機……一切會在必須到來的時候到來……隨著時間，一切對你而言會變得清晰，但你必須有機會消化目前為止我們傳達給你的知識。」

所以，我決定繼續等待。

在這次療程一開始，凱瑟琳說了前幾天的夢境片段。夢裡，她住在父母的房子裡，半夜房子卻突然失火了。她並不慌亂，幫忙著把人和重要的東西撤離屋子，但她的父親卻不當回事，對緊迫的情況毫無反應。她好不容易把他拉到屋外以後，他卻記起有東西忘了拿，要求凱瑟琳進入旺盛的火勢裡取回那個東西，但她現在想不起來那件東西到底是什麼。我決定先不要詮釋夢境，說不定等她進入催眠狀態，會有機會進行探索。

她很快進入了深度催眠狀態，「我看見一個戴著帽兜的女人，沒有蓋住她的臉，只蓋住了頭髮。」接著，她就不說話了。

「妳現在可以看見嗎？妳剛說的帽兜？」

「我看不到了……我看到某種黑色的布料，錦緞類的布，上面有金色的設計圖樣……我看到有某種支撐點的建築……白色。」

「妳可以認出這棟建築嗎？」

「不能。」

「是一棟很大的建築嗎？」

「不是。那裡的背景裡有山，山頂上有一些積雪。但山谷有綠色的草地，我們在山谷裡。」

「妳能進入建築裡面嗎？」

「可以，這是用某種大理石蓋的……摸起來很冰涼。」

「這是某種神殿或宗教建築嗎？」

「我不知道，我認為這裡可能是監獄。」

「監獄？」我忍不住重複。「裡面有人嗎？旁邊有人嗎？」

「有，有一些士兵。他們穿著黑色的制服，黑色衣服上有金色的墊肩……上面掛著金色流蘇。黑色的頭盔，頭盔上面……有某種金色……尖尖的東西……還有紅色的飾帶，腰上有紅色飾帶。」

「妳旁邊有士兵嗎？」

「可能有兩、三個。」

「妳在那裡面嗎？」

「我在某個地方，不在那棟建築**裡面**，但我在附近。」

「四處看看，看妳能不能找到自己……那裡有山，還有草地……還有白色的建築。那裡還有其他建築嗎？」

「如果有的話，也不在這一棟的附近。我看到一棟……孤立的建築，後面有某種牆……是牆。」

「妳覺得這是某種監獄或類似的地方嗎？」

「可能是，但……這裡非常孤立。」

「為什麼這對妳來說很重要？（停頓良久）妳知道現在所在地方的鎮名或國名嗎？那些士兵在哪裡？」

「我一直看到『烏克蘭（Ukraine）』。」

「烏克蘭？」我再次重複，對於她前世地理分布的廣闊感到驚奇。「妳有看到年份嗎？妳能知道這個資訊嗎？或是一個時期？」

「一七——一七，」她猶疑地回答，接著做出糾正，「一七五八……對，一七五八。有很多士兵，我不知道他們要做什麼。拿著彎彎的長劍。」

「妳還看到或聽到了什麼？」我問道。

「我看到一個噴泉，他們在那裡餵馬喝水。」

「那些士兵騎馬嗎？」

「是的。」

「這些士兵有什麼其他的名字嗎？他們有什麼特殊的自稱嗎？」

她仔細聽了一下，「我沒聽到。」

「妳也是他們的一份子嗎？」

「不是。」她這次的回答也像是孩子的口吻，句子很短，而且常常只有一、兩個詞，我必須很積極詢問才行。

「但妳看到他們在附近？」

「沒錯。」

「妳在鎮裡面嗎？」

「沒錯。」

「妳住在那裡嗎？」

「我覺得是。」

「好，看看妳能不能找到自己在哪裡，還有妳住的地方。」

「我看到一些非常破舊的衣服。我看到一個小孩，男孩，他的衣服很破。他很冷……」

「他在鎮上有家嗎？」

她停頓了很久，「我沒看到。」她接著說。看起來她好像很難與這一世的回憶連結，她的回答總是很模糊，聽起來很不確定。

「沒關係。妳知道這個男孩的名字嗎？」

「不知道。」

「男孩是不是發生了什麼事？跟著他走，看看發生了什麼事。」

「他認識的某個人是囚犯。」

「朋友？親戚？」

「我認為是他的爸爸。」她的回答很簡短。

「妳就是那個男孩嗎？」

「我不確定。」

「妳知道他對自己的爸爸被關在監獄有什麼感覺嗎？」

「知道……他很害怕，害怕他們會處死爸爸。」

「他的爸爸犯了什麼罪？」

「他偷了士兵的東西，某種文件或類似的東西。」

「男孩不完全明白發生了什麼事嗎？」

「他不懂。他可能再也見不到他的爸爸了。」

「他能和爸爸見見面嗎？」

「不能。」

「他們知道他爸爸要關多久嗎？或知道他會不會死？」

「不知道！」她回答，聲音在顫抖。她很憂愁，很傷心。她沒有提供太多細節，但是很明顯，目前在眼前發生的事件讓她非常激動。

「妳能感覺到男孩的感受，」我繼續說下去，「他的恐懼和焦慮。妳感覺到了嗎？」

「是的。」接著，她又不說話了。

「發生了什麼事？現在把時間往前。我知道這很困難，但讓我們把時間往前推，一定發生了什麼事。」

「他的爸爸被處死了。」

「他現在有什麼感覺？」

「他因為根本沒做的事被處死了，但他們根本不需要理由就把人處死。」

「男孩一定因為這件事感到很難受。」

「我不認為他完全理解……到底發生了什麼事。」

「他還有其他能依賴的人嗎？」

「有，但他的人生會變得很艱難。」

「男孩後來怎麼了？」

「我不知道，他說不定會死……」她聽起來非常悲傷，接著陷入沉默，然後開始四處張望。

「妳在看什麼？」

「我看到一隻手……一隻手握住某種東西上……白色的東西。我不知道那是什麼……」她再次沉默，又過了數分鐘。

「妳還看到什麼？」我問。

「什麼也沒有……黑暗。」她可能死去了，又或者出於什麼原因，失去了與這位兩百多年前住在烏克蘭的男孩之間的聯繫。

「妳離開男孩了嗎？」

「是的，」她低語回答。她在休息。

「妳從這輩子學到了什麼？為什麼這輩子很重要？」

「人們不該過快地評斷一個人。你必須公平對待他人。很多人的生命就是因為我們過快評斷他人而毀掉的。」

「男孩的生命非常短暫艱難，就是因為那樣的評斷……害死了他的爸爸。」

「沒錯。」她又不說話了。

「妳現在看到別的東西了嗎？妳聽到什麼了嗎？」

「沒有。」她再度給出簡短的回答，然後沉默。

不知道為什麼，這段短暫的一生對她而言特別艱難。我指引她進入休息。

「好好休息。感受平靜。妳的身體正在自我療癒，妳的靈魂在休息……妳覺得好點了嗎？休息夠了嗎？這一生對那個小男孩來說非常困難，非常困難。但現在妳能再次休息。妳的心智能帶妳去其他地方、其他時間……其他的回憶。妳正在休息嗎？」

「是的。」我決定趁現在追問失火房子的夢境片段，關於父親對火勢的毫不關心，還有要她回到火光肆虐的火場拿東西的事。

「我對妳作過的夢有個疑問……關於妳的父親。妳現在可以回憶起這個夢；這是安全的。妳處於深度催眠的狀態中。妳記得嗎？」

「記得。」

「妳回到房子去拿某個東西，妳記得這件事嗎？」

「記得……那是個金屬的盒子。」

「那個盒子裡有什麼，重要到他得讓妳回到失火的房子裡？」

「他收藏的郵票和錢幣……」她回答。她清醒時只能記得很模糊的片段，然而在催眠中卻能回想起夢境內容的細節。催眠確實是個強大的工具，不只能讓人走進心智裡隱藏得最深的部分，也能讓人取得更清楚、更詳細的記憶。

「那些郵票和錢幣對他來說很重要嗎？」

「沒錯。」

「但要妳冒著生命危險回到失火的房子，只為了拿那些郵票和錢幣——」

她打斷我，「他不覺得這會有生命危險。」

「他覺得這是安全的？」

「沒錯。」

「那他怎麼不自己回去拿呢？」

「因為他覺得我跑得比較快。」

「我明白了。那麼，這麼做妳會有生命危險嗎？」

「有，但他不知道。」

「這個夢對妳來說有其他意義嗎？關於妳和父親的關係？」

「我不知道。」

「他看起來似乎不急著離開失火的房子。」

「沒錯。」

「為什麼他這麼悠閒？妳的反應很快；妳瞭解失火的危險性。」

「因為他在試著躲避某些東西。」

我抓住這個機會，開始詮釋夢境的部分意義。

「沒錯，這是他習慣的模式，然後妳會替他代勞，就像去拿那個盒子。我希望他能向妳學習。我有種感覺，這場火代表快要沒有時間了，而且妳明白這個危險性，但他不懂。他悠哉悠哉的，還把妳派回火場拿身外之物，但妳比他懂得更多……而且有更多東西可以教他，但他看起來並不想學。」

「對，」她表示同意，「他不想。」

「這是我對這個夢境的解讀。但妳不能逼他，他只能自己明白。」

「是，」她再次同意，然後聲音變得渾厚沙啞，「如果我們不需要身體，讓身體在火中燒毀也不要緊……」大師靈體出現了，對夢境有了完全不同視角的解讀。我對於大師的突然降臨有點驚訝，只能鸚鵡學舌重複剛剛的話。

「我們不需要身體？」

「不需要，我們在這裡時，會經歷非常多階段。我們會捨下嬰兒的身體，進入孩子的身體，再從孩子進入成人，成人進入老年。為什麼我們不能多往前一步，捨棄成人的身體，進入靈性的層面呢？我們就是這樣的。我們不會停止成長，我們持續在成長。我們進入靈性層面以後，也會在那裡繼續成長。

我們經歷不同的發展階段。當我們到達靈體狀態時，肉體已經燒盡了。我們必須經歷一個再生階段、學習階段和決定階段。我們決定我們想要回來的時機、地點和回來的原因。有些人選擇不回來，他們選擇繼續另一個發展階段，待在靈體狀態裡……有些人在靈體狀態裡待得比其他人久，之後才回來。一切都只是成長和學習……持續的成長。當我們在這裡時，身體只是一個載具，能永存的是我們的靈魂和靈性。」

我認不出這個聲音和風格。說話的是一個「新」的大師，正在傳達重要的知識。我想知道更多關於這些精神國度的訊息。

「在肉體狀態學習會更快嗎？不是所有人都待在靈體狀態下，這有什麼原因嗎？」

「不是，靈體狀態下學習快得多，跟肉體狀態的學習相比大幅加速了。但我們會選擇我們需要學習的東西。如果我們需要回來學習關係的課題，我們就會回來。等到我們學完了，我們就繼續學別的。在靈體狀態下，只要你選擇這麼做，你永遠能聯繫那些具有肉體的人，但只能在有其重要性的情況下才能這麼做……只有在你必須告訴他們那些他們必須知道的事時，才能這麼做。」

「要怎麼接觸他們？訊息是怎麼傳達的？」

凱瑟琳突然接手回答，嚇了我一跳，她的低語變快了，顯得堅定，「有些時候你可以在那個人面前現身……樣子就像你還在人世的時候。有些時候你只是在精神上聯繫他們。訊息有時會十分隱晦，但大部分的時候，接收訊息的人知道訊息在說什麼，他們能明白。這是心靈和心靈之間的聯繫。」

我對凱瑟琳說：「妳現在知道的這些知識些資訊、智慧都非常重要……為什麼妳在肉體狀態下、清醒的時候沒辦法取用它們呢？」

「我猜那時的我不會理解。我沒有能力理解。」

「那也許我能教妳理解，妳便不會害怕這些知識，也可以學到它們。」

「是的。」

「當妳聽到大師們的聲音，祂們說的事情和妳剛剛告訴我的內容很類似，妳們一定共享了很多資訊。」我對於她在這個狀態擁有的智慧很感興趣。

「沒錯。」她簡短地回答。

「這些資訊是來自妳個人的心智嗎？」

「但是，是大師們把資訊放在那裡的。」所以她把一切歸功於大師們。

「是的，」我表示同意。「那我要怎麼做才能把這些資訊傳達給妳，讓妳能成長並擺脫恐懼呢？」

「你已經這麼做了。」她輕柔回答。她說的沒錯，她的恐懼已經幾乎要消失了。在催眠回溯開始之後，她的臨床病情有驚人且迅速的進展。

「妳現在需要學習的課題是什麼？妳如果要繼續成長、活出更豐盛的生命，在這輩子要學的最重要的事情是什麼？」

「信任。」她很快地回答。她已經知道自己最重要的任務是什麼了。

「信任？」我再次重複，對於她迅速的回覆感到驚訝。

「沒錯，我必須學習要有信心，也要信任別人。但我沒有。我認為每個人都要對我不利。這讓我總是無法靠近那些我應該靠近的人或情況，也讓我總是待在那些我應該離開的人身邊。」

她在超意識狀態下的洞見非常深入，也對自己的弱點和強項有正確的理解。她知道自己應該注意和改善的領域，也知道該怎麼做才能讓一切變好。

現在唯一的問題是，這些洞見必須能夠抵達她平時的意識狀態，讓她能在日常的生活中加以應用。超意識狀態下的洞見雖然令人驚嘆，但只有這些，還不足以轉變她的人生。

「妳應該離開的是哪些人？」我問。

她停頓了一下，「我很害怕貝琪、很害怕史都華……我害怕他們會讓我……受傷。」

「那妳能離開這樣的情況嗎？」

「沒辦法完全做到，但我確實可以隔絕他們的某些意見，沒錯。史都華試著把我囚禁起來，而且他成功了。他知道我很害怕，他知道我害怕離開他，而且他利用這一點讓我跟他在一起。」

「那貝琪呢？」

「她總是想破壞我對別人的信任。我看到好的那一面，但她只看到壞的。她也試著把那些負面想法植入我的腦袋裡。我在學習信任……我應該信任的人，但她總是要我對那些人充滿懷疑。那是她的問題。我不能讓她左右我的想法，變得像她一樣。」

在超意識狀態下，凱瑟琳能夠指出貝琪和史都華的重大性格缺陷。催眠狀態中的凱瑟琳會是一個很好的精神科醫師，她不只很有同理心，而且直覺準確、精闢，清醒的凱瑟琳則沒有這些特質。讓兩者整合是我的工作，而她在臨床上的重大改善表示她的超意識正逐漸滲透入顯意識。我試著讓兩者更有連結。

「那妳能信任誰？」我問。「仔細想想，哪些是妳能夠信任、能夠學習，而且要更接近的人。有哪些人符合這個條件？」

「我能信任你。」她低語道。我知道這話沒錯，但也知道她更需要信任的是在她日常生活中相處的人。

「是的，妳可以信任我。我們很親近，但妳也必須接近生命中的其他人，尤其是那些比起我更常和妳相處的人。」我希望她變得完整獨立，而不是對我產生依賴。

「我可以信任我的妹妹。其他人我不知道。我能信任史都華，但不能完全信任他。他確實是在乎我的，但他其實很困惑，而困惑的他並不知道自己在傷害我。」

「是的，那是事實。有其他妳可以信任的人嗎？」

「我能信任羅伯特。」她回答。他是醫院的另一位醫師，他們是好朋友。

「沒錯，也許妳還能遇到更多人……我是說未來。」

「是的。」她同意。

我突然因為未來這個詞分心，不禁感到好奇。她對於過去的描述是如此的準確，透過大師們，她能知道不為人知的細節資訊。那大師們也知道未來的事情嗎？如果祂們知道，那祂們可以和我們分享那些知識嗎？我的腦袋中突然冒出了無數問題。

「當妳和自己的超意識心智連接，就像現在，並且擁有了不起的智慧時，妳也會發展出通靈的能力嗎？妳有可能看見未來嗎？關於過去，我們已經討論得很多了。」

「是有可能的，」她同意，「但我現在什麼也看不到。」

「但有可能嗎？」我重複問道。

「我相信可以。」

「妳可以這麼做而不會被嚇到嗎？妳可以往前到未來，然後取得中立又不會讓妳感到驚嚇的資訊嗎？妳可以看到未來嗎？」

她立刻回答，「我看不到。祂們不會允許的。」我知道她指的是大師們。

「現在祂們在妳附近嗎？」

「沒錯。」

「祂們在跟妳說話嗎？」

「沒有，但祂們監督著一切。」所以，因為受到監督，她不被允許窺視未來。也許用這樣的方式得到的未來片段對個人來說毫無益處，也許這樣的體驗只會讓凱瑟琳過於焦慮，也許我們還沒準備好如何接受這樣的資訊。我沒有進一步追問。

「之前在妳身旁的靈體，基甸……」

「是的。」

「祂需要什麼？祂為什麼在妳身邊？妳認識祂嗎？」

「不認識，我認為不認識。」

「但祂會保護妳不受危險？」

「沒錯。」

「大師們……」

「我現在看不到祂們。」

「有的時候祂們會給我一些訊息，能幫助我和幫助妳的訊息。要是祂們沒有在說話，妳還能收到這些訊息嗎？祂們是直接把想法放到妳的腦子裡嗎？」

「沒錯。」

「祂們會監督妳能說多少嗎？或是妳能記住什麼？」

「是的。」

「所以這些對各個前世的解釋是有用意的……」

「沒錯。」

「……是為了妳也為了我……為了教導我們。讓我們的恐懼能消失。」

「有很多溝通的方式。祂們選了很多種……去展示祂們確實存在。」不管凱瑟琳是聽到祂們的聲音、看到過去的影像和回顧、體驗通靈的現象，或是想法和概念直接被放到她的心智中，用意都是一樣的：要展示祂們確實存在，甚至更進一步，是要幫助我們，藉由提供洞見和知識來協助我們的旅程，讓我們透過智慧更接近神。

「妳知道祂們為什麼選擇了妳？」

「不知道。」

「……為什麼選擇讓妳擔任通道？」

「不知道。」她輕柔地低語。

這是個難以回答的問題，畢竟清醒的凱瑟琳甚至不願意聆聽療程的錄音。

「這會讓妳害怕嗎？」

「有時候會。」

「但有的時候不會？」

「沒錯。」

「這也可以是令人安心的，」我補充，「現在我們知道我們是永存的，所以我們可以不再害怕死亡。」

「是的。」她表示同意，然後停頓了一下，「我必須學會信任。」她再度回到這一世的重要課題。「當有人告訴我某些事情時，我必須學習信任我得知的東西……如果告訴我的人具有知識的話。」

「當然也有些人是不能相信的。」我補充。

「是的，但是我很困惑。而且對於那些我知道自己應該相信的人，我會抵抗那個感覺。因為我不想相信任何人。」

她陷入沉默，而我再次為她的洞見而驚嘆。

「上次我們說到妳是個孩子的那一世，在有馬的花園裡。妳記得嗎？妳的姐姐正在舉辦婚禮？」

「一點點。」

「那一世有更多值得收集的資訊嗎？妳知道嗎？」

「知道。」

「如果我們現在回到那個時候繼續進行探索，會有收穫嗎？」

「它現在不會出現。一輩子有太多事發生了……每一世……都有太多知識可以取得……是的，我們必須探索，但它現在還不會出現。」

所以我再次回到她和她父親問題重重的關係。「妳和父親的關係是另一個領域，這個關係在這一世對妳有很深的影響。」

「是的。」她簡短地回答。

「這也是另一個值得探索的領域。妳能從這段關係裡學到很多。我們可以把妳的父女關係和烏克蘭早年喪父的小男孩比較。在這一世妳沒有失去父親，然而，有父親在身邊，某些困難不存在了……」

「但負擔也更大，」她下了結論。「想法……」她又補充，「想法……」

「什麼想法？」我注意到她進入了新的領域。

「關於麻醉。被麻醉的時候，人還能聽得見嗎？竟然還聽得見！」她自問自答了，現在她的低語變得很快，顯得十分興奮。「你的心智對於正在發生的事有完整的知覺，他們在動喉嚨手術的時候，在討論嗆咳窒息，討論我嗆咳窒息的可能性。」

我想起凱瑟琳的聲帶手術，那是她第一次見我前幾個月的事。她在手術前就十分焦慮，但後來在恢復室醒來時，進入了極度驚恐的狀態，護理人員花了好幾個小時才讓她平靜下來。而照她現在的說法，是醫師在手術過程中說的話被接受深度麻醉的她聽見了，才引發了那些恐懼。

我回想起在醫學院時期受的訓練，和我曾經參與過的那些手術。我想起手術過程中，我們在已經麻醉的病人面前總是隨意交談，我想起那些笑話、咒罵、爭論和手術醫師著名的壞脾氣。如果病人們下意識都聽到了這些談話內容，那會怎樣？他們無意識記住的東西，會不會在醒來之後，影響他們的想法和情緒，造成他們的恐懼和焦慮呢？有沒有這個可能，病人在手術完成之後是否順利復原，和手術過程中醫療人員的言論息息相關呢？會不會有人因為在手術過程中聽到醫生對復原不抱期待，因此失去生命呢？他們是不是因為感到絕望而直接放棄？

「妳記得他們說了什麼嗎？」我問。

「他們說必須放個管子進去，等他們把管子拿出來的時候，我的喉嚨可能會腫起來。他們以為我聽不見。」

「但妳聽到了。」

「沒錯，所以我才會有之後的那些問題。」在今天的療程結束之後，凱瑟琳就完全擺脫對吞嚥和嗆咳的恐懼了。就那麼簡單。「所有的焦慮……」她繼續說道，「是因為我覺得我會嗆到窒息。」

「妳覺得自由了嗎？」我問。

「是的，你可以逆轉他們留下的傷害。」

「我可以嗎？」

「可以，你正在這麼**做**……他們應該要對自己說出口的話非常小心。我現在想起來了。他們把一根管子放到我的喉嚨裡，之後我說不出話來，沒辦法跟他們說。」

「現在妳自由了……妳那時確實有聽到他們的談話。」

「是的，我聽到了他們的談話……」她沉默下來，持續了一分鐘或兩分鐘，接著頭開始左右搖擺，看起來像是在聆聽什麼的樣子。

「妳看起來像是在傾聽訊息，妳知道訊息是從哪裡來的嗎？我希望大師們會出現。」

但她只回答了語焉不詳的：「有人告訴我」。

「有人在跟妳說話？」

「但祂們走了。」

我試著將祂們帶回來，「試試看妳能不能幫我們把那些傳達訊息的靈體帶回來……幫助我們。」

「祂們只會在想要的時候出現，我沒辦法決定時機。」她堅定地回答。

「妳完全沒辦法控制時機嗎？」

「沒辦法。」

「好吧。」我只能讓步，「但關於麻醉的訊息對妳來說很重要，那是妳害怕和恐懼嗆咳的原因。」

「那是對你很重要，不是我。」她反駁。

她的答案在我的心中引起震動。這能讓她擺脫對嗆咳的恐懼，但這個資訊對我來說還是更為重要。我才是進行療癒的人，但她簡單的答案裡有很多層含意。

我感覺到，如果我能真正瞭解這些意義互相呼應的每一個層面，我就能完成重要的「量子跳躍」，更深地理解人類關係。也許這樣的幫助比凱瑟琳治癒恐懼還更重要。

「是要讓我幫助妳嗎？」我問。

「沒錯，你可以去除他們留下的傷害。你一直在去除他們留下的傷害……」她進入了休息狀態。

我們倆都學到了重要的一課。

我的女兒艾咪滿三歲後沒多久，有一天突然跑到我的面前，抱住我的腿。

她抬頭看向我，然後說：「爸爸，我已經愛你四萬年了。」我低頭看著她小小的臉蛋，感到非常、非常幸福。

# 第十一章 每件事都有其平衡

幾天之後某個晚上，我在深度睡眠中突然身體動了一下，把自己嚇醒了。感到警戒的我眼前突然浮現凱瑟琳的臉部特寫——比她實際的臉大上數倍，她看起來很不安，好像需要我的幫助。我轉頭看了時鐘，時間是凌晨三點三十六分。

外頭一片寂靜，沒有能吵醒我的異響，在我身旁的卡蘿也睡得很香。我決定不管這件事，繼續倒頭睡去。

同一天凌晨的三點三十分，凱瑟琳從惡夢中驚醒，滿身大汗，心臟在胸腔中快速鼓動。她決定用冥想放鬆，在腦中想像我在辦公室催眠她的情景，她仔細地在想像中加入了我的臉和我的聲音，然後慢慢睡著了。

不只凱瑟琳越來越有通靈的能力，顯然我也一樣。但我可以想像，我年老的精神醫學教授會說，這就是治療關係中的移情（transference）和反移情（countertransference）。移情是指病患將自己的感覺、想法和希望投射到治療師身上，將治療師當作個人過去經歷中的某個對象，反移情則相反，是治療師對病患的下意識情感反應。但這個凌晨三點半的溝通並不屬於這兩者，是波長不屬於一般「通道」的心電感應，而且是催眠以某種方式開啟的通道。又或者，這個新通道是旁聽觀眾們的傑作，也就是那群性格各異的大師靈體們、守護者或其他靈體？不管如何，驚訝已經不足以形容我的反應了。

在下一次療程中，凱瑟琳很快抵達了深催眠狀態，然後迅速警覺起來，「我看到很厚的雲……我覺得很害怕。它在那裡。」她的呼吸變得很快。

「它還在那嗎？」

「我不知道，它來得很快也去得很快……山上很高的地方有個東西。」她還是保持著警覺，呼吸仍然粗重急促。我有點擔心她看到的是炸彈，難道她看到的是未來嗎？

「妳可以看到山嗎？看起來像炸彈嗎？」

「我不知道。」

「為什麼這個會讓妳害怕？」

「因為很突然。它突然就出現在那裡。很多煙……很多很多煙。很大，它在有段距離的地方。天哪……」

「妳是安全的。妳可以靠近一點嗎？」

「我不想靠近！」她斷然回答，如此強烈的抗拒在凱瑟琳身上十分罕見。

「妳為什麼對這如此害怕？」我再次提問。

「我覺得這是某種化學物品或之類的，你在旁邊的時候會很難呼吸。」她的呼吸顯得很費力。

「像是毒氣嗎？它是從山上滑下來的……所以像是火山？」

「我覺得是。它就像一朵很大的蘑菇。沒錯，它就像蘑菇……白色的。」

「但不是炸彈？這不是原子彈或之類的東西吧？」

她停頓了一下，接著開口：「是……某種火山之類的東西。我想應該是。很恐怖。呼吸很困難，空氣裡很多灰塵。我不想在那裡。」慢慢地，她的呼吸回到了催眠狀態中的深沉均勻，她離開那個可怕的場景了。

「現在呼吸輕鬆一點了嗎？」

「沒錯。」

「很好，妳現在看見了什麼？」

「什麼也沒有……我看到一條項鍊，在某人脖子上的一條項鍊。藍色的……項鍊是銀的，上面掛著一個藍色的石頭，然後下面還有一些更小的石頭。」

「藍色石頭上有東西嗎？」

「沒有，藍色石頭是透光的，你可以看到另一邊的東西。那位女士有黑色的頭髮，戴著藍色的帽子……上面有一根很大的羽毛，洋裝是天鵝絨的。」

「妳認識那位女士嗎？」

「不認識。」

「妳也在那裡嗎？還是妳就是那位女士？」

「我不知道。」

「但妳看到了她？」

「沒錯。我不是那個女士。」

「她年紀多大？」

「四十幾歲，但她看起來比實際年齡還老。」

「她在做什麼？」

「她沒做什麼，只是站在桌子旁邊，桌上有一罐香水。罐子是白色的，上面有綠色的花。還有一把刷子跟一把有銀把手的梳子。」我對於她注意細節的能力感到印象深刻。

「這是她的房間，還是一間商店？」

「這是她的房間，裡面有一張床……上面有四根床柱。床是咖啡色的。桌上有一個玻璃水瓶。」

「玻璃水瓶？」

「是的，房間裡有沒有掛畫，但有奇怪、暗色的簾子。」

「有其他人在那裡嗎？」

「沒有。」

「妳和這位女士是什麼關係？」

「我服侍她。」這一世她再度成為僕人。

「妳跟著她很久了嗎？」

「沒有……只有幾個月。」

「妳喜歡那條項鍊嗎？」

「喜歡。她很優雅。」

「妳戴過那條項鍊嗎？」

「沒有。」她回答總是很簡短，讓我不得不積極詢問，好取得基本資訊。這讓我想到即將步入青少年時期的兒子。

「妳現在多大？」

「也許十三歲、十四歲……」確實差不多年紀。

「妳為什麼要離開家人呢？」我問道。

「我沒有離開他們，」她糾正我，「我只是在那裡工作。」

「我明白了。妳下班以後會回家和家人相聚是嗎？」

「沒錯。」她的回答沒有給我太多探索的空間。

「他們住在附近嗎？」

「算近了……我們很窮，一定得工作……服侍別人。」

「妳知道這位女士的名字嗎？」

「貝琳達（Belinda）。」

「她對妳好嗎？」

「好。」

「很好，妳的工作辛苦嗎？」

「這個工作不會很累。」和青少年對話從來不是一件簡單的事，即使是前世的青少年也一樣，還好我經過充分的練習。

「很好，妳現在還看得到她嗎？」

「不能。」

「妳現在在哪裡？」

「在另外一間房間。那裡有一張上面蓋著黑色桌布的桌子……底部有一圈花邊。這裡有很多不同香草的味道……香水味很重。」

「這些都屬於妳的女主人嗎？她用很多香水？」

「不是，這是另外一間房間。我在另外一間房間。」

「這是誰的房間？」

「這間房間是某個黑黑的女士的。」

「怎樣的黑？妳看得見她嗎？」

「她的頭上有很多層布，」凱瑟琳低語，「很多披肩。她很老了，有很多皺紋。」

「妳和她是什麼關係？」

「我只是去見她。」

「為什麼？」

「讓她解牌。」我直覺猜到她是去見算命的靈媒了，可能是解讀塔羅牌的靈媒。這個劇情轉折非常有趣。凱瑟琳和我正在體驗奇妙的通靈經驗，探索她的各個前世和超出前世的維度，但在兩百多年前，她去找了靈媒，想知道自己的未來。我知道凱瑟琳這輩子沒有找過靈媒，對塔羅牌和算命也一無所知；她對這類事情感到害怕。

「她可以預知命運嗎？」我問。

「她能看到東西。」

「妳要問她問題嗎？妳想看什麼？妳想知道什麼？」

「跟某個男人有關……我可能要跟他結婚。」

「她從牌裡讀出了什麼？」

「卡上有……某種棍子。棍子和花……只是棍子、矛或某種線。還有另一張卡上有個聖杯，一種杯子……我看到有一張卡上有拿著盾牌的男人或男孩。她說我會結婚，但不是跟這個男人……我看不到其他東西了。」

「妳看到那個女士了嗎？」

「我看到一些硬幣。」

「妳還跟她在一起嗎？還是這是另外一個地方？」

「我跟她在一起。」

「那些硬幣是什麼樣子？」

「它們是金幣，邊緣不是平滑的，是方的。其中一面上有個皇冠。」

「看看硬幣上有沒有刻年份。找找有沒有妳能讀的……字母之類的。」

「有一些外國數字，」她回到，「X和I。」

「妳知道那是哪一年嗎？」

「一七……之類的。我不知道是哪一年。」她再次沉默。

「為什麼這個算命的女士對妳來說很重要？」

「我不知道……」

「她的預測成真了嗎？」

「……但她不在了，」凱瑟琳低語，「不在了。我不知道。」

「妳現在看到什麼？」

「什麼也沒有。」

「什麼也沒有？」我非常驚訝，她去哪裡了？「妳知道自己這輩子的名字嗎？」我問道，希望能在這個幾百年前的前世經驗裡找到源頭，好進行探索。

「我從那裡離開了。」她已經離開了這一世，進入休息。

她現在能夠自己進入休息狀態，不一定要先體驗死亡。

我們等了幾分鐘。這一世沒什麼大事發生，她只記得一些描述性的片段，還有造訪算命師的有趣經歷。

「妳現在看到什麼？」我再次提問。

「什麼也沒有。」她低語。

「妳在休息嗎？」

「是的……不同顏色的珠寶。」

「珠寶？」

「沒錯，其實那是光，但它們看起來像珠寶……」

「還有什麼？」我問。

「我只是……」她停了下來，然後低語突然變得大聲又堅定。「世界上到處有著許多言論和想法……關於共存及和諧……事物的平衡。」

我知道，大師們就在附近。

「是的，」我鼓勵她繼續說，「我想知道更多關於這些事的知識。妳可以告訴我嗎？」

「現在它們不過是言語。」她回答。

「共存及和諧。」我提醒她。這次她回答時，出現的是詩人大師的聲音，能聽到祂再次開口，我又驚喜又激動。

「是的，」祂答道，「每件事都必須有所平衡。自然是平衡的。飛禽走獸等野生動物在和諧中生活，但人類沒有學會這一點。他們持續毀滅自己，他們沒有和諧，對自己的作為毫無計劃，和自然全然不同。自然是平衡的。自然是能量和生命……和復原。但人類只會毀滅。他們毀滅了自然，毀滅了其他人類，最後會毀滅自己。」

這是個不祥的預言。世界確實處在持續不斷的混亂和苦難之中，但我希望這個預言不會太早到來。

「這什麼時候會發生呢？」我問道。

「比人類想得還快。自然能夠存活，植物能夠存活，但我們不會。」

「我們能做什麼努力好阻止這場毀滅嗎？」

「不能。每件事都必須平衡……」

「這場毀滅會發生在我們的這個世代嗎？我們能逆轉這件事嗎？」

「它不會發生在我們這個世代。當這件事發生時，我們會在另一個平面、另一個維度，但我們會見到它發生。」

「沒有任何方法能夠教導人類了嗎？」我繼續尋找解決的方法，希望有緩解事態的可能性。

「這在另一個層次才能做到，我們會從那裡學習，得到教訓。」

我試著往好處看，「嗯，所以我們的靈魂會在不同的地方繼續進步。」

「沒錯。我們不會繼續待在……這裡，就我們所知。將來就知道了。」

「是的，」我只好讓步，「我必須教導這些人，但我不知道怎麼接觸他們。有任何方法可以做到嗎？還是他們得自己學會這些？」

「你不可能觸及每一個人。如果要阻止毀滅，你必須接觸每一個人，但你沒辦法。毀滅無法被阻止。他們會學到。當他們進步了，他們就會學到。會有和平，但不是在這裡，不是在這個維度的此處。」

「最後會有和平，是嗎？」

「是的，在另一個層次。」

「但那看起來實在非常遙遠，」我忍不住抱怨。「現在的人們看起來實在太狹隘了……貪婪、充滿權力慾、野心勃勃。他們忘了愛、理解和知識是什麼。太多東西要學了。」

「沒錯。」

「我能寫些什麼來幫助這些人嗎？有什麼辦法嗎？」

「你知道辦法，我們不用告訴你。但一切都沒有效用，因為我們都會抵達那個層次，然後他們就會明白。我們都一樣。沒有人是最偉大的。而所有這一切都不過是功課……和懲罰。」

「是的。」我表示同意。這一課十分深刻，我需要時間消化。

凱瑟琳陷入沉默。我們等待著，她在休息，而我深思著過去這個小時收到的震撼宣言。終於，她打破了寂靜。

「珠寶消失了，」她低聲說。「珠寶消失了。那些光……它們消失了。」

「聲音也是？那些言語也是？」

「是的，我什麼也看不到。」接著她停頓了一下，頭開始左右搖擺，「有個靈體……在看。」

「在看妳？」

「沒錯。」

「妳認得出這個靈體嗎？」

「我不確定……我覺得可能是愛德華。」愛德華去年過世了，他真的無所不在，他似乎總是在她身邊。

「那個靈體長什麼樣子？」

「就是一個……就是白色的……像光一樣。他沒有臉，不像我們認識的他的樣子，但我知道就是他。」

「他有和妳溝通過嗎？」

「沒有，他只是在旁邊看。」

「我說話的時候他在聽嗎？」

「是的，」她低語道。「但他現在已經走了。他只是想確定我沒事。」

我想到那個很受歡迎的守護天使傳說。很顯然，愛德華作為漂浮在四周，用友愛視線確認凱瑟琳一切平安的靈體，很像是這樣的天使角色。凱瑟琳之前也提到過守護靈體。我開始思考小時候聽到的所謂「傳說」，有多少是基於我們隱約記得的古老事實。

我也忍不住好奇靈體的階級，哪些靈體會成為守護者，哪些是大師，還有那些不擔任任何角色，只需要學習的靈體。我想一定有某種根據智慧和知識評等的系統，並且在這套系統裡，最終的目標就是要成為像神一樣的存在，並且接近神，甚至說不定還能與神融合。

過去數個世紀以來，有許多神祕學學者都帶著狂喜描述這樣的願景。他們確實瞥見了這種神聖結合的可能性。我雖然缺乏這類個人經驗，但透過像凱瑟琳這樣具有驚人天賦的媒介，也有幸能一窺其中的奧妙。

愛德華離開了，凱瑟琳再度變得沉默。她的臉露出平和的表情，整個人籠罩在寧靜之中。她擁有的天賦實在太神奇了，除了能看到跨越生死的過程，還能與「神」交談，分享祂們的智慧。我們正享用著知識樹上的果實——不再是禁果，我很好奇還有多少蘋果可供採摘。

與此同時，卡蘿的母親敏涅特（Minette）的乳癌已經擴散到骨頭和肝臟，正在走向死亡。她已經抗癌四年了，但目前的病勢惡化到即使化療也無法延緩死亡的降臨。她一直是個勇敢的女性，堅強地挺過了治療過程中的痛苦和虛弱，但病況惡化的速度越來越快，我清楚感覺到她的生命即將走到盡頭。

因此，我決定把這段時間從凱瑟琳身上學到的經歷和啟示分享給敏涅特。出乎我意料的是，作風實際的企業女強人敏涅特立刻接受了這些知識，並且有興趣知道更多。

我給了她相關的書籍，她很快全部看完了，還安排我和卡蘿跟她一起上了卡巴拉（kabbalah）的課。卡巴拉是歷史悠久的猶太神祕文獻，輪迴和靈魂的中介狀態是這些文獻的基本概念，但大多數現代猶太人對此一無所知。

隨著敏涅特的身體狀況逐漸惡化，她的精神卻越來越強壯。她消弭了對死亡的恐懼，開始期待能夠與摯愛的丈夫班（Ben）重聚。她相信自己的靈魂是永生的，而這個信念讓她有更多的力量忍受疼痛，她還在撐著一口氣，等著女兒唐娜（Donna）的第一個寶寶誕生。她到醫院接受治療的時候，曾經見過凱瑟琳一次，她們平靜又熱切地望著彼此交談，凱瑟琳的誠懇和坦承，讓敏涅特相信死後的生命確實存在。

在過世的前一週，敏涅特住進了醫院的腫瘤病房，卡蘿和我能陪她聊著生死，以及死亡之後有什麼在等著我們。作為一個注重體面的女性，她決定留在醫院，在護理人員的照顧下離開世界。唐娜和唐娜的先生帶著她們六週大的女兒前來醫院探視，和她好好道別。我們幾乎全程都陪著她。

敏涅特走的那天，我和卡蘿晚上六點剛從醫院回到家，突然有強烈的衝動覺得必須回到醫院，接下來的六、七個小時充滿了祥和及玄妙的靈性能量。雖然呼吸十分辛苦，但敏涅特並沒有經歷太多痛苦。我們說，她即將進入中介狀態，會見到明亮的光，還有靈體的存在。

她在幾乎沒有說話的狀態下，回顧了自己的一生，努力接受那些負面的部分。她似乎知道如果這個流程沒有完成，她無法放手。她在等待特定的死亡時刻——也就是凌晨的到來，隨著時間越來越近，她變得越來越不耐。敏涅特是我第一個用這種方式引領著邁向並度過死亡的人。她得到了力量，而這整個經驗也緩和了我們的悲慟。

我發現自己療癒病患的能量大為增強，現在我不只能幫助有恐懼症和焦慮症的病人，也能進行死亡、臨終或悼亡的諮商。我用直覺能判斷療程應該從哪個方向著手，我能把安寧、平靜和希望的感覺傳達給病患。

在敏涅特過世後，許多不久人世的患者和痛失摯愛的親屬都來向我求助。很多人並不能接受凱瑟琳這樣的案例，也不想知道關於死後生命的文獻。但我認為，即使不把這麼具體的知識分享給他們，我仍然能夠傳遞那些訊息。我能透過說話的語調、對恐懼和感受的共情理解，還有眼神、碰觸和言語，我能用所有這些在某個層面上傳達、觸動希望，讓人回想起被淡忘的靈性、所有人類共享的人性情感，還有更多更多。至於那些願意知道更多的人，我會介紹各種閱讀資料，並分享我和凱瑟琳的經驗，在他們的世界開一扇窗，他們也確實感覺如獲新生，以極快的速度得到各種深入洞見。

我深深相信治療師應該有開放的心態。就像我們需要更多記錄死亡經驗和瀕死經驗的科學工作一樣，這個領域也需要更多基於體驗的研究工作。治療師必須考慮死後生命的可能性，並且將這個概念整合進諮商過程中。他們不一定要使用前世回溯催眠，但應該保持開放的心態，和病人分享知識，而且不要質疑或忽略病患的體驗。

人們現在為了自己是會死的血肉之軀感到強烈的不安。不管是愛滋病的蔓延、核武大屠殺、恐怖主義、疾病和許多其他災難，都像隨時要砸到我們頭上，日日折磨著我們。許多青少年認為他們無法活過三十歲，這個不可思議的想法反映出社會正在面臨巨大壓力。

在個人層面上，敏涅特對凱瑟琳傳達的訊息有如此正面的反應，非常鼓舞人心。她的精神更加強壯，在巨大的痛苦和身體狀況惡化的煎熬下，也仍然能感覺到希望。但那些訊息能讓我們每個人受益，不只是臨終之人，我們也能從中感覺到希望。我們需要更多臨床人員和科學家研究其他像凱瑟琳一樣的案例，好確認或擴散凱瑟琳所傳達的訊息。

答案就在那裡——我們是不死的，我們永遠相聚。

# 第十二章 靈魂的七個平面

自第一次催眠療程後，已經過了三個半月。凱瑟琳不只症狀幾乎消失了，還得到遠超過痊癒的進步。她像是散發著光芒，身邊籠罩著寧靜的能量，人們不自覺會被她所吸引。當她在醫院的員工餐廳吃飯時，無論男女，都會想要和她坐在一起，「妳看起來好美，我只是想告訴妳這個。」他們會這麼說。她像是個垂釣的人，放出肉眼無法看見的精神釣線，將所有人拉向自己。但過去這幾年來，她一直都是在同一個員工餐廳吃飯，只是那時沒人注意到她的存在。

這次療程開始後，她一樣在我診療室昏暗的燈光下，很快進入了深層的催眠狀態，金髮如水流般披散在淺褐色的枕頭之上。

「我看到一棟建築……是石頭砌成的。上面有某種尖尖的東西。這塊地方有很多山。非常潮濕……外面非常潮濕。我看到一輛馬車，我看到馬車經過……建築的前面。馬車裡面載了一些乾草，某種稻草或給動物吃的糧草。那裡有一些男人，他們拿著某種旗子，旗子上有鮮豔的顏色。我聽到他們在談論沼澤……沼澤，還有正在打的仗。有某種金屬，某種蓋住他們的頭的金屬……某種用金屬做成的保護頭的東西。這是一四八三年，和丹麥人有關的某些事。我們在和丹麥人打仗嗎？總之現在正在打仗。」

「妳在那裡嗎？」我問道。

「我沒看到自己，」她輕聲回答。「我看到馬車，上面有兩個輪子，有兩個輪子而且後面可以打開。現在是打開的，兩邊有可以打開的木條做成的門板，某種卡在一起的木條。我看到……他們戴在脖子上某種金屬的東西……很重的金屬，是十字架的形狀。但尖端是彎曲的，十字架的……尖端圓圓的。這是某個聖人的瞻禮日……我看到劍。他們有某種刀或劍……很重，尖端很鈍。他們正在準備戰鬥。」

「看妳能不能找到自己。」我給出指示，「四處看看，也許妳也是士兵。妳從某個地方看到他們。」

「我不是士兵。」她對這件事很肯定。

「四處看看。」

「我帶來了一些補給。這是個村莊，某個村莊。」她沉默下來。

「妳現在看到什麼？」

「我看到旗幟，某種旗幟。是紅色和白色……白色底，上面有紅色十字。」

「這是妳們這邊的旗幟嗎？」我問。

「這是國王的軍隊的旗幟。」她回答。

「是統治妳的國王嗎？」

「沒錯。」

「妳知道國王的名字嗎？」

「我沒聽到。他不在那裡。」

「妳可以低頭看看自己身上穿了什麼嗎？低頭看看妳身上穿了什麼。」

「某種皮製的……某種皮製外衣，裡面是一件很粗糙的上衣。皮製外衣……

是短的。某種動物皮做的鞋子……不是鞋子，更像靴子或莫卡辛鞋。沒有人在跟我說話。」

「我瞭解了。妳的頭髮是什麼顏色？」

「淺色的，但我老了，有白頭髮。」

「妳對這場戰爭有什麼感覺？」

「戰爭已經滲入了我的生活裡，我習慣了。前一場戰役，讓我失去了一個孩子。」

「兒子？」

「沒錯。」她很悲傷。

「還有誰呢？妳家裡還有哪些人？」

「我的太太……還有我女兒。」

「妳的兒子叫什麼名字？」

「我沒看到他的名字，但我記得他。我看到我太太。」凱瑟琳曾經多次轉世成男人，也多次體驗過作為女人的一生。雖然她在這輩子還沒有孩子，但在其他世裡，她當過許多孩子的父母。

「妳的太太看起來怎樣？」

「她很累，非常累。她也老了。我們有幾頭山羊。」

「妳的女兒還和妳住在一起嗎？」

「沒有，她結婚了，離開家一陣子了。」

「所以妳們現在只剩自己了？妳和妳的太太？」

「沒錯。」

「妳的生活怎樣？」

「我們很累，我們非常窮。生活並不容易。」

「確實不容易，妳失去了兒子。妳想他嗎？」

「是的。」她的回答簡短，但悲慟之情溢於言表。

「妳是務農為生嗎？」我換了話題。

「沒錯，種的是小麥……某種像小麥的東西。」

「在妳這輩子，居住的地方有很多戰爭發生，產生很多悲劇嗎？」

「沒錯。」

「但妳還是活到了老年。」

「但他們是在離村莊很遠的地方打仗，不是在村莊裡打，」她解釋，「他們必須走很遠的路到戰場……翻過很多山。」

「妳知道妳住的地方的地名嗎？像是鎮名？」

「我看不到，但這裡一定有名字。我看不到。」

「妳看到士兵身上戴著十字架，這是普遍虔誠信仰宗教的時期嗎？」

「對其他人來說，是的。但對我來說不是。」

「除了妳的太太和女兒，妳還有其他活著的家人嗎？」

「沒有。」

「妳的父母也過世了？」

「沒錯。」

「兄弟姊妹呢？」

「我有一個妹妹，她還活著。我不認識她。」她補充，意思是凱瑟琳這輩子不認識她。

「好。看看妳能不能在村莊的其他人或是家族裡認出誰來。」

如果同一群人真的會一起輪迴轉世，她很可能可以在那裡找到其他在這輩子對她來說很重要的人。

「我看到一張石桌……我看到碗。」

「這是妳的房子嗎？」

「沒錯，某種籽類的東西……某種黃色的，用穀類做的，或某種……黃色的東西。我們吃這個……」

「好的，」我做出回應，試著加快步調。「這輩子對妳來說非常艱難，是很艱困的生活。妳怎麼想？」

「馬。」她低語。

「妳有養馬嗎？還是別人的馬？」

「不是，是士兵的……有一些人有馬，大部分用走的。但那些不是馬，是驢子或比馬小一點的動物。大部分是野生的。」

「現在把時間往前，」我指示道，「妳現在很老了。試著去妳這輩子的最後一天。」

「我還沒有很老。」她抗議道。她在這幾次前世回溯都不太容易被左右，發生的事就是在發生，我不能用暗示的方式跳過這些實際的回憶。我也不能讓她對發生過程或回溯細節作出任何改變。

「這輩子還有其他重要的事嗎？」我用另外一個方法問，「知道那些事對我們來說很重要。」

「沒什麼重要的事。」她冷淡地回答。

「那麼，就前進吧，把時間往前，讓我們找出妳需要學習的是什麼。妳知道嗎？」

「不，我還在那裡。」

「是的，我明白。妳看到了什麼嗎？」

她停頓了一、兩分鐘才開口回答，「我漂浮著。」她輕聲低語道。

「妳離開他的身體了嗎？」

「是的，我正在飄。」她再次進入靈體的狀態。

「妳現在知道需要學的是什麼了嗎？我們又回顧了妳的另一場前世。」

「我不知道，我就是漂浮著。」

「沒關係。好好休息……休息。」

沉默持續了好幾分鐘，她看起來像是在傾聽的樣子。突然，她打破寂靜，聲音大聲又渾厚——這不是凱瑟琳。

「總共有七個平面。七個平面，每一面都是由許多層級組成，其中一個是回溯的平面。在那個平面，你可以整理自己的想法，被允許觀看自己已經過去的生命。更高的層級則能夠獲得許可，看見歷史；他們能回到過往，藉由學習歷史教導我們，但較低層級的我們，只能看見自己的生命……剛剛過去的生命。

我們都有必須償還的債。如果我們不還清這些債，我們會帶著它們進入之後的人生……好讓我們可以將其解決。你藉由償債而進步。某些靈魂比其他靈魂進步得更快。當你處於肉體形式，而且你在努力工作，你在努力工作度過這一輩子……如果有什麼打斷了你……償債的能力，你必須回到回溯的平面，你必須在那裡等待，直到你有所虧欠的靈魂來見你。在你們一起在同個時間回到肉體形式時，你就可以償還。

但是，你能決定什麼時候要回去。你決定需要做什麼才能清償債務。你不會記得自己經歷過的其他生命……只會記得你剛離開的那一世。只有在更高層級的那些靈魂，那些智者，能夠回想起歷史和過去的事件……來幫助我們，教導我們必須做的事。

有七個平面……我們必須穿過這七個平面才能回來。其中一個是過渡平面，在那裡，你必須等待。在那個平面會決定你要帶著什麼進入下一世。我們都會擁有……一個主導的特質。這可能是貪婪，可能是慾望，但不管決定的特質是什麼，你必須向那些人償債，而且你必須在那一世克服這個特質。

你必須學習如何克服貪婪。如果你沒有這麼做，當你回來進入下一世時，你必須繼續攜帶著那個特質，並且還要再加上另一個，負擔會變得更大。隨著你經過越來越多場未能償還虧欠的生命，下一世就會變得越來越困難。如果你成功償還了，你就能得到輕鬆的人生。所以，要有怎樣的人生是自己選的。在下一個階段，你必須對自己的人生樣貌負責。是你選的。」

凱瑟琳沉默下來。

說話的顯然不是某位大師，因為祂認定自己是「較低層級」，而那些更高層級的靈魂則被祂稱為「智者」，但祂所傳達的知識既清楚又實際。我很好奇其他五個平面是什麼，又分別有怎樣的性質。再生階段也屬於這些平面之一嗎？學習階段和決定階段呢？這些不同維度、處於靈體狀態的靈魂所傳達的智慧都非常一致，雖然傳達的風格不同，用詞和文法有差異，措辭和語彙的細緻程度也各不相同，但訊息內容的邏輯是一致的。

我所得到的是系統性的靈性知識，這些知識都和愛、希望、信心、慈善相關。它們檢視了美德和惡習，對他人和自己的虧欠，也關於前世和轉世之間的靈性平面。這些訊息還談到透過和諧與平衡、愛與智慧來使靈魂進步，進化至與神之間神祕又充滿喜悅的連結。

陸續收到的訊息中也有非常實用的建議：耐心和等待的價值；自然平衡的智慧；除去恐懼，特別是對死亡的恐懼；學習信任和原諒的必要性；學習不要評斷他人、不要阻斷他人生命流動的重要性；直覺力量的累積和運用；另外，也許是最重要的——要牢牢記住，我們有永恆的生命。我們能超越生死，超越時間和空間。我們是神，而神也是我們。

「我在漂浮著。」凱瑟琳輕柔低語著。

「妳現在處於什麼狀態？」我問。

「什麼也不是……我就是漂浮著……愛德華欠了我某些東西……他欠我某些東西。」

「妳知道他欠妳的東西是什麼嗎？」

「不知道……某些知識……他欠我的。他有些事情要告訴我，可能是關於我妹妹的小孩。」

「妳妹妹的小孩？」我重複她的話。

「是的……是個女孩。她的名字是史蒂芬妮（Stephanie）。」

「史蒂芬妮？關於她，有什麼妳必須知道的事嗎？」

「我必須知道怎麼跟她聯絡。」她回答。

凱瑟琳從來沒有跟我提過這個外甥女。

「她和妳親近嗎？」我問。

「不親，但她會想找到他們。」

「找誰？」被弄糊塗的我問道。

「我的妹妹和她先生。她只能透過我找到她們。我是連結，她有訊息。她的爸爸是醫生；在佛蒙特（Vermont）某個地方執業，佛蒙特的南邊。等到有需要的時候，我就會想起這個訊息。」

我後來才知道，凱瑟琳的妹妹和她後來結婚的對象在青少年時期未婚生子，把生下來的女嬰交給別人領養了。領養透過教會安排，之後她們就沒有孩子的任何消息。

「是的，」我表示同意，「等時機成熟的時候。」

「是的，然後他就會告訴我。他會告訴我。」

「他還有其他要給妳的訊息嗎？」

「我不知道，但他有事情要告訴我。而且他欠我某些東西……某些東西。我不知道是什麼。他欠我某些東西。」她沉默下來。

「妳累了嗎？」我問。

「我看到一個馬轡，」她低語回答。「掛在牆上。一個馬轡……我看到馬廄外面鋪著一條毯子。」

「這是穀倉嗎？」

「他們把馬養在那裡。他們有很多馬。」

「妳還看到什麼？」

「我看到很多樹，還有黃色的花。我的爸爸也在那裡。他負責照顧馬。」我意識到現在和我說話的是一個孩子。

「他看起來怎樣？」

「他很高，頭髮已經斑白了。」

「妳能看到自己嗎？」

「我是小孩子……一個女孩。」

「那些馬是妳爸爸的嗎？還是他只是負責照顧而已？」

「他只是負責照顧。我們住在附近。」

「妳喜歡馬嗎？」

「喜歡。」

「妳有最喜歡的馬嗎？」

「有，是我的馬。牠的名字是蘋果。」我想起她叫曼蒂的那一世，那時也有一匹叫蘋果的馬。她再次回到我們已經回溯過的前世了嗎？也許這次她要用另一種角度體驗。

「蘋果……好的。妳爸爸會讓妳騎蘋果嗎？」

「不行，但我可以餵牠吃東西。牠很習慣幫主人拉貨車，拉載人的車廂。牠很大，有很大的腳。要是你不小心，牠會踩到你。」

「還有誰跟妳在一起？」

「我媽媽也在那裡。我還看到一個姐姐……她比我大。我沒看到其他人。」

「妳現在看到什麼？」

「我只有看到馬。」

「妳這時候開心嗎？」

「沒錯，我喜歡穀倉的味道。」她以為我指的是在穀倉的特定時候，所以非常具體。

「妳能聞到馬的味道嗎？」

「可以。」

「那乾草呢？」

「可以……牠們的臉很柔軟、很好摸。那裡也有狗……黑色的狗，有一些黑色的狗，還有一些貓……很多動物。狗是用來打獵的。他們去獵鳥的時候，狗也可以跟。」

「妳經歷了什麼事嗎？」

「沒有。」我意識到問題太模糊了。

「妳是在農場長大的嗎？」

「沒錯，照顧馬的那個男人。」她停頓了一下，「不是我真正的爸爸。」

我被弄糊塗了。「他不是妳真正的爸爸？」

「我不知道，他是……他不是我真正的爸爸，不是。但他對我來說就像爸爸一樣。他是第二個爸爸。他對我很好，有綠色的眼睛。」

「看看他的綠色眼睛，看妳能不能認出他來。他對妳很好，他愛妳。」

「他是我的祖父……我祖父。他很愛我們，我的祖父很愛我們。他以前總是帶著我們出門。我們以前會跟他一起去他喝酒的地方。然後我們可以喝汽水。他很喜歡我們。」

我問的問題讓她暫時脫離了正在體驗的那一世，進入超意識狀態中觀察，那個超意識狀態現在正在檢視凱瑟琳的今生，還有她和祖父之間的關係。

「妳還想念他嗎？」我問。

「是的。」她輕柔回答。

「但妳現在知道，他以前曾經跟妳一起生活過。」我試著解釋，想降低她的傷感。

「他對我們很好，他很愛我們。他從來不會對我們大吼大叫。他以前還會給我們零用錢，而且總會帶著我們出門。他喜歡那樣做。但他死了。」

「是的，但妳還會跟他重聚。妳是知道的。」

「沒錯，我曾經和他一起生活。他不像我爸爸，他們太不一樣了。」

「為什麼一個這麼愛妳，對妳這麼好，但另一個完全不是這樣呢？」

「因為一個已經學到了，他償還了自己欠下的債。我的父親還沒有償還他的債。他回到人世……但並不理解。他必須要再來一次。」

「是的，」我表示同意，「他需要學習去愛，去滋養他人。」

「是的。」她答道。

「如果他們不瞭解這點，」我補充，「他們就會把小孩當作所有物，而不是要去愛的人。」

「是的。」她表示同意。

「妳的父親還要學這點。」

「沒錯。」

「妳的祖父已經知道了……」

「我知道，」她開口插嘴，「我們處在肉身裡，有這麼多要經歷的階段……

就像演化的其他階段一樣。我們必須經歷嬰兒階段、幼兒階段、孩子的階段……我們在抵達之前，還有很長、很遠的路要走……才能到達我們的目標。以肉身經歷的階段是困難的，到了靈魂狀態就輕鬆了，在那裡我們只要休息並等待。現在是困難的階段。」

「靈魂狀態有幾個平面？」

「有七個平面。」她回答。

「哪七個平面？」我問道，希望除了療程稍早提到的兩個平面，也能確認其他的平面。

「我只聽說過兩個，」她解釋。「過渡階段和回溯階段。」

「那兩個也是我知道的。」

「我們之後會知道其他的。」

「妳和我是同時學到這個的，」我提出我的觀察。「我們今天學到跟債務有關的事。這很重要。」

「我會記得我應該記得的。」她補充了像是謎語的回應。

「妳會記得這些平面嗎？」我問道。

「不會，它們對我來說不重要。它們對你是重要的。」我之前也聽過類似的話。這是給我的訊息。要幫助她沒錯，但不只是這樣。要幫助我也沒錯，但也不只是這樣。然而，我還是無法完全理解那個更宏大的目標是什麼。

「妳現在看起來已經好多了，」我繼續說道，「妳學到這麼多。」

「是的。」她表示同意。

「為什麼人們現在會這麼想靠近妳？受妳吸引？」

「因為我從許多恐懼的束縛中解脫出來了，而且我能夠幫助他們。他們感覺到我身上靈性的吸引力。」

「妳有辦法應付這些注意力嗎？」

「可以。」顯然這對她來說毫無問題。「我不害怕。」她補充。

「很好，我會幫妳。」

「我知道，」她回答，「你是我的老師。」

# 第十三章　在地球上經歷了八十六次人生

凱瑟琳已經完全擺脫她令人苦惱的症狀了。她的健康狀況不只正常，更比一般人好了許多。另外，她回溯的前世也開始產生重複。我知道我們正在接近治療的終點，但在這個秋日，當她像之前一樣快速進入深層催眠狀態時，我並不知道這次療程和下次會相隔五個月之久，而且下次療程就是她的最後一次。

「我看到一些雕刻，」她開始回溯了。「有些雕刻是刻在金子上。我看到陶土。人們在製作陶壺，陶壺是紅色的……他們使用某種紅色的材料。我看到一棟褐色的建築，某種褐色的結構。我們就在那裡。」

「妳在褐色的建築裡面還是附近？」

「我在裡面。我們在做不同的工作。」

「妳能一邊工作一邊看看自己嗎？」我問。「妳可以描述一下自己，像是身上穿了什麼嗎？往下看。妳看起來是什麼樣子？」

「我穿著某種紅色的……某種長的紅布料。我穿著奇怪的鞋子，像是涼鞋。我的頭髮是棕色的。我在做某種塑像。是個人像……一個人。他有某種棍子，手裡拿著……某種棒子。其他人在用……金屬做東西。」

「你們是在工廠做東西嗎？」

「這就是一棟建築物而已。這棟建築物是石頭做的。」

「妳在做的雕像，拿棍子的人，妳知道那是誰嗎？」

「不知道，就是個人而已。他負責照顧牛群……牛隻。旁邊還有很多雕像。我們只知道他們看起來的樣子。這個材料很奇怪。很難作業，一直裂開。」

「妳知道材料叫什麼名字嗎？」

「我看不到。就是紅色的，紅色的某種東西。」

「妳做完塑像以後，要拿來做什麼？」

「會賣掉。某些會在市集賣掉，某些會給不同的貴族。只有最精緻的那些會獻給貴族家庭，其他的會賣掉。」

「妳有和貴族打過交道嗎？」

「沒有。」

「這是妳的工作嗎？」

「沒錯。」

「妳喜歡這份工作嗎？」

「喜歡。」

「妳做這個很久了嗎？」

「還沒有。」

「那妳手藝好嗎？」

「不太好。」

「妳需要更多經驗嗎？」

「是的，我還在學習。」

「我瞭解了。妳還跟家人住在一起嗎？」

「我不知道，但我看到褐色的箱子。」

「褐色的箱子？」我重複。

「上面有小小的開口，有一個門道，有些雕像就坐在門裡面。雕像是用木頭做的，某種木頭。我們必須為他們製作雕像。」

「這些雕像有什麼功能？」

「它們跟宗教有關。」她回答。

「這些雕像是什麼宗教？」

「雕像有很多神靈、很多保護神……很多神靈。人們很害怕祂們。這裡做很多東西……我們也做遊戲類的東西……上面有洞的棋盤，洞裡面可以放獸頭。」

「妳還看到什麼其他的東西嗎？」

「這裡很熱，很熱而且很多塵土……很多沙。」

「附近有水源嗎？」

「有，從山上流下來的水。」這一世聽起來開始有點熟悉了。

「人們很害怕嗎？」我繼續探索，「他們是迷信的群眾嗎？」

「是的。」她答道。「有很多恐懼，每個人都很害怕，我也很害怕。我們必須保護自己。有疾病在流行。我們必須保護自己。」

「怎樣的疾病？」

「某種害死人的病……很多人都快死了。」

「因為水嗎？」我問道。

「是的，這裡很乾……很熱，因為神靈們生氣了，祂們在懲罰我們。」她現在重新經歷的是有單寧思療法的那一世，我認出充滿恐懼的宗教，有歐西里斯和哈索爾的宗教。

「神靈們為什麼生氣了？」我詢問，雖然我已經知道答案。

「因為我們違背了法律，祂們很憤怒。」

「妳們違背了什麼法律？」

「貴族們設下的法律。」

「妳們要怎麼讓神靈息怒？」

「你必須穿戴某些東西。有些人會在脖子上掛東西，可以抵禦邪靈。」

「有哪個神是人們最害怕的嗎？」

「所有的神，大家都害怕。」

「妳知道任何神的名字嗎？」

「我不知道名字。我只能看到祂們。有一個有人類的身體，但脖子上是動物的頭。有另一個看起來像太陽，還有一個看起來像鳥，祂是黑色的。祂們的脖子上繞了一圈繩子。」

「妳平安度過這些事了嗎？」

「是的，我沒有死。」

「但妳的家人死了。」我記得是這樣。

「是的……我的爸爸死了。我媽媽沒事。」

「妳的兄弟？」

「我的兄弟……他死了。」她想起來了。

「妳是怎麼活下來的？有什麼特殊的事件嗎？是不是因為妳做了什麼有幫助的事？」

「不是，」她回答道，接著突然轉移了話題，「我看到某種裡面裝著油的東西。」

「妳看到什麼？」

「某個白色的東西。看起來幾乎像大理石。這是雪花石膏……某種盆子……裡面有油。這是用來塗在頭上的油……」

「……神職人員的？」我追問。

「是的。」

「妳現在的工作是什麼？妳負責跟油有關的事嗎？」

「不是，我負責製作雕像。」

「還是在同一個褐色建築裡嗎？」

「不是……這是後來的事……在神殿裡。」她不知道出於什麼原因，看起來很苦惱。

「妳遇到什麼問題了嗎？」

「某個人在神殿裡做了讓神靈生氣的事。我不知道。」

「是妳做的嗎？」

「不是，不是……我只是看到了神職人員。他們在準備獻祭的供品，某種動物……是一隻羊。神職人員的頭髮都剃光了。他們頭上完全沒有頭髮，臉上也沒有毛髮。」

她陷入沉默，時間緩慢地過去。過了幾分鐘，她突然警戒起來，像是她聽到了什麼。當她再度開口時，聲音變得低沉渾厚——大師出現了。

「只有在這個平面，有些靈魂被允許在仍處於肉身形式的人面前顯化。只有在他們還有一些約定沒有實現的情況下……才被允許回來。在這個平面，靈魂與肉身互相溝通是被允許的。但其他的平面……這是你被允許使用通靈能力，並且與肉身狀態的人溝通的地方。有很多方法可以做到這點。

有一些人被允許擁有視覺方面的能力，可以在仍處於肉身狀態的人面前現身。還有些人擁有移動方面的能力，被允許用心電感應的方式移動物品。只有在你到這個平面且有其用處的情況下，你才會來到這裡。如果你有還沒實現的約定，你可以選擇到這裡，用某種方式進行溝通，但不能多做別的了……只能進行必須實現的約定。

如果你的生命突然結束了，這也可以是你來到這個平面的原因。許多人選擇來到這裡，因為他們可以看到那些仍以肉身狀態存在，和他們很親近的人，但不是每個人都會選擇和那些人溝通。對某些人來說，這可能很嚇人。」

凱瑟琳沉默下來，看起來在休息。她再次開口時，聲音是很輕柔的低語。

「我看到光。」

「這個光給妳能量嗎？」我問。

「這就像重新開始一樣……這是重生。」

「在肉體狀態的人們要怎麼樣才能感受到這股能量呢？他們要怎樣才能運用它，得到能量的補充？」

「透過他們的心智。」她輕柔回答。

「但他們要怎麼達到這個狀態？」

「他們必須處在非常放鬆的狀態裡。你能透過光再生……透過光。你必須非常放鬆，才不會耗費能量，而是能再生自己能量。當你睡著的時候，你也能得到再生。」她現在處於超意識狀態，所以我決定延伸我的問題。

「妳重新降生了幾次？」我問。「都在這個環境、這個地球上嗎？還是也有其他的地方？」

「不是，」她回答，「不是全部在這裡。」

「妳還去了哪些其他的平面或其他的地方？」

「我還沒完成我在這裡必須做的事。在我體驗完生命的一切之前，我不能進到下一個階段。而我還沒體驗完。還會有很多次人生……去完成所有的約定，償還所有的虧欠。」

「但妳正在進步。」我提出我的觀察。

「我們總是在進步。」

「妳在地球上經歷了幾次人生呢？」

「八十六次。」

「八十六次？」

「沒錯。」

「每一世妳都記得嗎？」

「我會的，如果記得對我來說很重要的話，我就會記得。」我們到目前為止體驗了十到十二個不同前世的零碎片段或相對完整的時期，最近這些前世開始重複出現在回溯裡。顯然她不需要記得其他大概七十五個前世發生的事。她也確實已經取得長足進步，至少在我看來是這樣。接下來她要如何繼續進步，也許和回憶前世經歷並沒有關係，將來的進步可能甚至不需要我或我的幫助。

她再次開始輕柔低語。

「有些人透過使用藥物來接觸星光界（astral plane）平面，但他們不會理解體驗到的事物。雖然他們還是得到了跨越的許可。」我並沒有開口詢問和藥物有關的事。她在沒有我的確切要求下，就開始教導、分享知識。

「妳可以運用妳的通靈能力幫助自己在這裡進步嗎？」我問，「妳的能力似乎越來越強了。」

「是的，」她表示同意。「這很重要，但這個能力在這裡的重要性不像其他平面一樣高。那是進化和成長的一部分。」

「對我和對妳來說很重要？」

「對我們大家都很重要。」她回答。

「我們要怎麼發展這些能力呢？」

「透過關係來發展。有些能力更高的人會帶著更多知識回來。他們會找到需要發展的人，並且幫助他們。」接下來，她陷入了很長的一段沉默，之後離開了超意識狀態，進入了另一段前世。

「我看到海洋，我看到海邊的一棟房子，房子是白色的。船正在進入和駛離港口，我可以聞到海水的味道。」

「妳在那裡嗎？」

「是的。」

「房子看起來怎樣？」

「很小。頂端有某種塔……有個可以用來眺望海的窗戶。還有某種望遠鏡，是銅的，木頭和銅做的。」

「妳會用那個望遠鏡嗎？」

「是的，用來看那些船。」

「妳是做什麼的？」

「我們負責在商船靠港的時候回報。」我想起她在另一個前世中也曾經做過這個工作。那時她叫克里斯蒂安，是個水手，在某次海戰中手受傷了。

「妳是水手嗎？」我問，試著要確認我的猜測。

「我不知道……也許。」

「妳可以看到自己穿了什麼嗎？」

「可以，某種白色上衣和棕色短褲，鞋子上有金屬扣……我將來會成為一名水手，但現在不是。」她能夠看見這一世的未來，但這麼做也讓她的時間突然跳到了那個未來。

「我受傷了，」她的臉因為疼痛而抽搐起來，身體也因痛苦扭動。「我的手很痛。」她確實是克里斯蒂安，而且她又再次經歷那場海戰了。

「那裡有爆炸嗎？」

「是的……我聞到火藥的味道！」

「妳會沒事的。」已經知道接下來會如何發展的我向她保證。

「很多人正性命垂危！」她還是很躁動不安，「帆被拆毀了……靠左舷有一部分被吹走了。」她正在掃視船身，檢查損失。「我們必須把帆修好。必須把帆恢復原樣。」

「妳康復了嗎？」我問。

「好了，帆上面的布非常難縫。」

「妳的手有傷，有辦法工作嗎？」

「沒辦法，但我是在看著其他人縫……帆。帆是用帆布做的，某種帆布，很難縫。很多人沒命了。他們經歷了很多痛苦。」她臉又抽搐起來。

「怎麼了？」

「我的手……很痛。」

「妳的手會復原的。把時間往前。妳再次出海了嗎？」

「是的。」她停頓了一下，「我們在南威爾斯。我們必須保衛海岸線。」

「誰在攻擊你們？」

「我認為他們是西班牙人……他們有龐大的艦隊。」

「接下來怎麼了？」

「我只看到船。我看到港口，還有店鋪。在某些店鋪裡，他們在做蠟燭，也有賣書的店鋪。」

「是的，妳進過書店嗎？」

「有，我很喜歡書。書很棒……我看到很多書。紅色的裡面有歷史。他們寫的東西跟鄉鎮……土地有關。還有地圖。我喜歡這本書……也有帽子的店。」

「有可以喝酒的地方嗎？」我想到克里斯蒂安對艾爾啤酒的描述。

「有，有很多喝酒的地方。」她回答。「他們賣的是艾爾啤酒……顏色很深的艾爾啤酒……還賣某種肉……某種羊肉和麵包，很大的麵包。艾爾啤酒很苦，非常苦。我可以嘗到那個味道。他們也有葡萄酒，和很長的木餐桌。」

我決定用這世的名字叫她，看她會有什麼反應。

「克里斯蒂安，」我用強調的語氣說。

她毫無猶豫地大聲回覆，「這裡！有什麼事？」

「你的家人在哪裡，克里斯蒂安？」

「他們在附近的城鎮裡。我們從這個港口出海。」

「你家裡有誰？」

「我有一個姊妹……叫瑪麗。」

「你的女朋友呢？」

「我沒有女朋友。只認識鎮裡的那些女人。」

「沒有特別的人嗎？」

「沒有，只有那些女人……我從海上回來。我打了很多場仗，但我都平安度過了。」

「你活到了老年。」

「沒錯。」

「你結婚了嗎？」

「我覺得有，我看到戒指。」

「你有小孩嗎？」

「有，我的兒子最後也當了水手……有個戒指，戒指上有手的圖樣，一隻手拿著某個東西，我看不清楚是什麼。戒指做成手的樣子，手抓著什麼東西。」

凱瑟琳乾嘔起來。

「怎麼了？」

「船上的人生病了……是因為食物的關係。我們吃到一些壞掉的食物。是鹹豬肉。」她持續乾嘔著，我帶她把時間往前，她的乾嘔就停止了。

我決定不要讓她重新體驗克里斯蒂安的心臟病發作，因為她已經很累了。我引導她離開了催眠狀態。

# 第十四章 最後一場療程

我生了場小病，又遇上凱瑟琳度假，療程因此中斷了三個禮拜。凱瑟琳在這段期間狀態仍在變好，但這次開始療程前，她看起來有些焦慮。她告訴我，既然現在她已經好多了，而且感覺一切都很順利，她不覺得繼續進行催眠能帶給她更多幫助。

她確實沒說錯。在一般情況下，我們也許早在幾週前就結束療程了。我們會持續進行下去，一部分是因為我對於大師們傳達的訊息有高度興趣，另一部分則是因為凱瑟琳現在的生活仍有一些小問題沒有解決。但她幾乎痊癒了，我們的回溯也不停出現重複的內容。

只是，如果大師們還有話要告訴我呢？沒有了凱瑟琳，我們要怎麼溝通？我知道如果我堅持的話，凱瑟琳會同意繼續療程，但我覺得沒有道理堅持。雖然有點難過，我還是同意結束。我們接著聊了一下過去三個禮拜的生活，但我的心思不在那裡。

五個月很快過去了，凱瑟琳臨床症狀的進展沒有因此消失，恐懼和焦慮仍維持在最低程度。她的生活品質和關係都有提升，也開始和其他男人約會了——雖然史都華還是和她有聯繫。這是她自童年以來，頭一次感到生命裡有喜悅和真正的幸福。我們有時會在走廊或員工餐廳遇到彼此，但沒有以正式的醫生、病人身分進行接觸。

冬天結束，春天再度來臨。凱瑟琳突然約了診。她告訴我最近頻繁做著同一個夢，夢裡有個爬滿蛇的大坑，正要進行宗教獻祭。包括她在內的許多人被逼迫跳進坑內，她在坑裡努力用手挖著牆上的沙土，掙扎著想要爬出，而蛇就在她的身後。她通常會在這個時候驚醒，感覺心臟劇烈跳動——有如急促混亂的鼓聲。

雖然我們間隔了很久，這次她仍然快速地順利進入深層催眠狀態，也毫無意外地立刻回到一個古老的前世。

「我在的地方很熱，」她開始描述，「我看到兩個黑人站在又冷又潮濕的石牆旁邊，頭上戴著頭飾。他們的右腳踝上繞著繩子，繩子裡編入珠子，尾端還有穗帶。他們在用石頭和黏土建造一個貨倉，裡面是要放小麥的，某種磨碎的穀物。穀物是用有鐵輪子的推車運來的。推車上面、或推車的某部分上有編織的毯子。我看到水，很藍的水。某個管事的人在命令其他人做事。進入糧倉要走下三個階梯。外面有個神像，神像的頭是獸頭，一種鳥，身體是人。祂是管理季節的神靈。牆壁用某種焦油封住，防止空氣進入，讓穀物保持新鮮。我的臉很癢……我看到我的頭髮裡有藍色的珠子。到處都有蟲或蒼蠅在飛，讓我的臉和手都很癢。我在臉上抹了某種黏黏的東西，讓蟲不要靠近我……但聞起來很臭，是某種樹的樹汁。」

「我的頭髮編了辮子，辮子裡還有珠子，有金色的線。頭髮是深黑色的。我是皇室家族成員，在那裡是出席某個宴會。我來見證神職人員的塗油儀式……為了接下來的豐收榮耀神的節慶。只有動物會被用來獻祭，人不會。獻祭的動物流出來的血從白色的臺子上流到盆裡……流到蛇的嘴巴裡。那些男人戴著小小的金帽子。每個人的膚色都很深。我們有從其他地方抓來的奴隸，是從海的另一邊……」她陷入沉默，我們等待著——好似過去幾個月的治療未曾中斷過一樣。突然，她露出警覺的樣子，聆聽著什麼。

「祂們告訴我的事……一切是如此快速又複雜……關於改變、成長和不同的平面。一個覺察的平面和一個過渡的平面。我們來自一個生命，而且，在功課完成以後，我們就會前往另一個維度、另一個生命。我們必須完全理解。如果我們沒有做到，我們就不被允許繼續……因為我們還沒有學會，所以必須重複。我們必須經歷所有面向。我們必須認識索取的面向，但也要給予……有太多要知道的事情，涉及太多靈體了。這就是為什麼我們會在這裡。大師們……在這個平面就是一體。」

凱瑟琳停頓了一下，接著用詩人大師的聲音說話了——祂在對我說話。

「我們告訴你的目前就是如此。現在你必須學著仰賴自己的直覺學習。」

在幾分鐘後，凱瑟琳用她的輕柔低語開口，「那裡有黑色的柵欄……裡面是墓碑。你的墓碑在那裡。」

「我的？」我問，對她見到的景象感到驚訝。

「沒錯。」

「妳可以讀到上面的刻字嗎？」

「名字是『諾布爾（Noble）』，數字是1668－1724。上面刻了一朵花……這是在法國或俄羅斯。你穿著紅色的制服，從馬上被甩下來……有金色戒指……上面有獅頭……是一種紋章。」

接下來沒有其他內容了。我認為詩人大師說的話表示接下來凱瑟琳的催眠不會再傳達啟示了，事後也證明是這樣沒錯——這就是我們的最後一場療程。她已經完全康復，我也學完了該透過這些前世回溯學會的東西。未來其他進一步的學習，我必須依靠自己的直覺完成。

# 第十五章　前世記憶的真實性

在我們最後一次療程過後的兩個月，凱瑟琳打電話約我見面，她說有很有趣的事情要和我分享。

她走進我的辦公室時，見證著她一路如何進展的我，在新的凱瑟琳所洋溢的幸福、微笑和由於內在寧靜所散發的光芒之下，仍然閃過一絲驚訝。我忍不住讚嘆，她現在和一開始來找我的凱瑟琳簡直判若兩人，居然在這麼短的時間內就能達到如此劇烈的轉變。

凱瑟琳告訴我，她去見了一個知名的通靈占星師——艾瑞絲．薩爾茲曼（Iris Saltzman），特別擅長看見人的前世。我有點驚訝，但也明白凱瑟琳自然會對此感到好奇，想試試能不能得到更多關於催眠回溯的驗證。我很高興她有勇氣做出這個嘗試。

凱瑟琳最近從朋友那裡聽說了這名占星師，接著就打電話和艾瑞絲約了見面時間，但沒有告訴她自己透過催眠回溯過前世的事。

艾瑞絲只問了她日期、時間和出生的地點，接著解釋自己會用這些資訊建立一個星盤，有了這個星盤再加上艾瑞絲的直覺天賦，她就能知道凱瑟琳前世的生命細節。這是凱瑟琳第一次接觸靈媒，因此她就像一張白紙一樣，對於會發生什麼事毫無頭緒。令她驚嘆的是，艾瑞絲驗證了許多凱瑟琳在催眠狀態下道出的前世記憶。

艾瑞絲一邊和凱瑟琳交談，一邊在匆促建立出的占星圖表上標註記號，在這個過程中慢慢進入了另一個狀態。在她完全進入狀態後，艾瑞絲突然伸手捧住自己的喉嚨，宣告凱瑟琳曾被勒住喉嚨，在某個前世因割喉喪命，而且割喉是在戰爭中發生的。艾瑞絲能夠看到數個世紀前村莊經歷的火光和毀滅，她說凱瑟琳死的時候只是個年輕人。

接著，艾瑞絲的眼睛發出有如上釉的光彩，描述凱瑟琳是個穿著海軍制服的年輕男子，制服的下著是黑色短褲，鞋子上有奇怪的金屬扣。突然間，艾瑞絲抓住自己的左手，感受陣陣疼痛襲擊，宣稱有尖銳的東西插進手中，造成了傷害，留下永遠的疤痕。她還說，這一世發生了多場大型海戰，地點在英國海岸附近，接著描述了出海的一生。

艾瑞絲還描述了更多前世片段，像是凱瑟琳在巴黎曾有過短暫的一世，在那裡她又轉世成男孩，因為貧窮而很年輕就死了。在另一世她是住在佛羅里達西南海邊的美國原住民女性，那時她是療癒師，總是赤腳四處行走，她的膚色黝黑，兩隻眼睛有不同的顏色。她會為傷口敷上藥膏，給病人草藥，還有很強的通靈能力。她最愛戴一件藍色石頭做成的珠寶，有很多青金石，中間還穿插著紅色的石頭。

在另一世，凱瑟琳活在西班牙，是一名妓女。她的名字第一個字是露，和一個年紀較大的男人同住。還有一世她是有錢男人的私生女，父親有許多貴族爵位，艾瑞絲還在一棟大房子裡的杯子上看到他們的家徽。她說凱瑟琳在這一世很美，有優雅細長的手指，還會彈豎琴。她接受了家人安排的婚姻。凱瑟琳在這世很愛動物，尤其是馬，而且她對動物好過身邊的人。

她還有一個短暫的前世，是個摩洛哥男孩，在年幼時就死於疾病。她也曾住在海地，會說當地的語言，還知道怎麼施行魔法。

在某個古老的前世，她生活在埃及，工作和那個文化裡的喪葬儀式有關，是頭髮編了辮子的女性。

她也有好幾世是在法國和義大利度過的。在其中一世，她住在佛羅倫斯，工作和宗教有關，接著搬到了瑞士，在那裡的生活與修道院有密切關聯。她是個女性，有兩個兒子。她很喜歡金子和金做的塑像，還戴著金色十字架。在法國她曾被監禁在又冷又黑的地方。

還有另一世，艾瑞絲看到凱瑟琳是個穿著紅色制服的男性，旁邊有很多馬和士兵。制服上有紅色和金色，地點可能在俄羅斯。在另一個前世中，她是生活在古埃及時代的努比亞奴隸，曾被抓起來關到監獄裡。還有一個前世，凱瑟琳是一個日本男人，生活充滿了書籍以及教學，非常學術，她在學校工作，活到很老才過世。

最後，還有一場和現在時間比較接近的前世，她是個德國士兵，在一場戰役中身亡。

我對於艾瑞絲描述這些前世事件的詳細及精準程度感到非常驚奇。它們和凱瑟琳在催眠回溯中吐露的回憶十分一致，不得不讓人驚訝：克里斯蒂安在海戰中，手上所受的傷和對他的衣服和鞋子的描述；西班牙妓女露依莎的一生；婀隆妲和埃及的喪葬儀式；在史都華前世的村莊被烈焰燒毀時，慘遭他割喉的年輕流匪喬翰；德國飛行員艾瑞克；還有其他許許多多前世。

艾瑞絲說的話也和凱瑟琳這輩子有所關聯，像是凱瑟琳愛極了藍色珠寶，尤其是青金石，但她去見艾瑞絲時並沒有配戴任何藍色寶石。凱瑟琳一直以來都很愛動物，尤其是馬和貓，和動物在一起也總是比和人相處安心。最後，如果在全世界只能挑一個地方旅遊，那她一定會去佛羅倫斯。

當然，我絕對不會說這是一個有效的科學實驗，畢竟我沒有任何控制變因的方法，但這件事確實發生了，而且我認為在這裡提到這件事有其重要性。

我不確定那天發生了什麼、情形如何，也許艾瑞絲有下意識的心電感應，

「讀取」了凱瑟琳腦子中儲存在潛意識內的記憶。又或者，也許艾瑞絲真的有辦法運用通靈能力看透前世。不管她是怎麼做到的，總之凱瑟琳和艾瑞絲用不同方式取得的資訊是一致的。凱瑟琳透過催眠回溯取得記憶，而艾瑞絲則是透過通靈管道看見事物。

很少人有艾瑞絲這樣的能力。很多人說自己是靈媒，但他們只是在利用人們的恐懼還有對於未知的好奇心而已。眼下看來，有太多聲稱能「通靈」的人出來招搖撞騙了。像是莎莉・麥克蓮（Shirley MacLaine）的《心靈之舞》（*Out on a Limb*）之類的書如此暢銷，讓許多新的所謂「出神媒介」冒出頭來。許多人在地方社群大力廣告，宣稱自己在靜坐中達到了「出神」狀態，對著臺下興奮激動的觀眾宣導一些陳腔濫調，像是「要是你和自然沒有達到和諧，自然也不會和你達到和諧。」他們在說出這些聲明時，聲音會和「媒介」平常的聲音非常不同，通常還會帶點外國腔調，但這些訊息都很模糊，而且適用性很廣。

這些訊息通常只和靈性維度有關，其真實性變得非常困難評估。要讓這個領域具有可信度，我們必須先剔除糟糠，留下真金才行，而要完成這個重要的工作必須要有認真的行為科學家一起參與。同時我們還需要精神科醫師進行診斷評估，排除精神疾病、裝病（假冒）和反社會（詐欺）行為。統計學家、心理學家和物理學家對於這些評估工作和進一步測試來說，也都不可或缺。

這個領域若要長遠發展，一定得用科學方法完成所有必需的重要工作。在科學工作中，我們會運用一系列觀察做出初步假設，將其稱為假說，並用它來解釋一個現象。接著假說必須在控制變因的情況下進行測試，這些測試的結果必須經過證實，並且能夠複製，如此才能形成理論。一旦科學家認為理論足夠完備，就必須由其他且不同領域的研究人員進行多次測試，檢查是否能得到相同的結果。

杜克大學的約瑟夫．B．萊恩（Joseph B. Rhine）博士、維吉尼亞大學精神醫學部門的伊恩．史蒂文森博士、紐約市立學院的葛楚．施邁德勒博士和許多其他認真的研究人員都採用了這樣詳細且科學的研究方法，他們的卓越研究成果告訴我們，以科學方法探索這個領域絕對可行。

# 第十六章 生命巨大的轉化

凱瑟琳和我分享了這場奇妙旅程過後，四年一下就過去了，它對我們仍有著深遠的影響。有的時候，她會來我辦公室打聲招呼，討論她遇到的問題，但即使出現了新的症狀，或者新認識的人感覺可能和前世有關，她再也不需要、並且也沒有意願進行催眠回溯。

我們的工作已經完成了。凱瑟琳現在能夠自由地完全享受人生，不再受她先前嚴重的症狀所限制、影響。她找到了以前的自己從來無法想像的幸福感和滿足感，她不再害怕疾病或死亡。現在的她現在感到平衡，和自己相處和諧，生命對她而言自有其意義和目的。她散發著許多人羨慕但很少人能達到的內在寧靜，對自己的靈性層面也更有覺察。

對於凱瑟琳來說，發生的一切再真實不過，對於其中的真實性毫不質疑，並且將整個經驗當作自己不可或缺的一部分。但她對於進一步探索通靈現象沒有興趣，認為沒有辦法從書本或演講中「知曉」這些事。正在走向生命盡頭或是有臨終家庭成員的人常常會尋求她的幫助，他們似乎能感覺到她身上莫名的引力。她會坐下來與他們交談，帶給他們安慰。

我也和凱瑟琳一樣，生命得到了巨大的轉化。我的直覺變得更強，對於病人、同事和朋友的隱密、難以言說的情感有更高的覺察。在他們選擇對我傾吐之前，我似乎就已經知道了許多關於他們的事。我的價值觀和人生目標也變得更以人為本，而不只是財物名聲的累積。我的生命中越來越常出現通靈者、媒介、治療師等類似的人物，我也開始系統性評估瞭解他們的能力。卡蘿在這個過程中，也和我一樣經歷許多變化，她成為對死亡和臨終諮商特別專精的社工，並且為許多籠罩在AIDS死亡陰影下的患者成立互助小組。

我開始有了冥想的習慣，但在不久之前，我還覺得這只適合印度教徒和加州的嬉皮。透過凱瑟琳傳達給我的這些寶貴知識，最後成為了我有意識的日常生活實踐。由於總是想著生命更深層的意義，並理解了死亡也是生命自然的一部分，我變得更有耐心、更有同理心也更能愛人。我對於自己的行為也更有責任感了，不管是負面的行為或是崇高的行為都是。我知道一切都得付出代價，我們施加於外的，確實會回到自己的身上。

我仍在發表科學論文，在專業會議演講，並負責管理精神醫學部門。但我現在同時身處兩個世界：由五感感知的物理現象世界，由我們的身體和生理需求主導；然後還有一個由更大、非物理的多個平面組成的世界，我們的靈魂和精神在此存在。我知道這兩個世界是相連的，一切都是能量的顯現，但這兩個世界常常看起來非常遙遠。我的工作是要讓這兩個世界連接起來，以科學方式仔細記錄它們的關聯性。

我的家庭生活也有許多正向進展。我們發現卡蘿和艾咪都有超出常人的通靈能力，我們會輕鬆鼓勵她們繼續發展這方面的能力。喬丹則變成了一個能力很強、很有人格魅力的青少年，是個天生的領導者。我則終於變得不那麼嚴肅拘謹了。而且，有的時候我會作一些不尋常的夢。

在凱瑟琳完成最後一次療程後，有好幾個月，我在睡眠中常常會遇到特殊的夢境。在那些鮮明的夢中，我通常是在聽老師講課，或是問講課老師問題。夢裡的老師名字叫斐洛（Philo[1]）。醒來以後，如果可以記得夢裡的討論，我會將它記錄下來。下面是幾個例子。第一場夢的內容是一堂課，課程內容有大師訊息的影子。

「……要達成『智慧』是非常緩慢的。這是因為智性上的知識雖然能夠輕易取得，但必須被轉化成『情感』或潛意識的知識，一旦完成這個轉化，就能留下永恆的印記。發生這個化學反應的必要催化劑就是實踐，如果沒有行動，學到的概念就會枯萎消褪。沒有實際應用的理論知識是不夠的。

人們現在不再重視平衡和和諧，但沒有了這些，智慧就沒有基礎。一切都過度了。人們變得過重，因為他們過度進食；慢跑的人忽視自己和他人的各個面向，因為他們過度奔跑；人們看來也變得過度刻薄；他們喝太多酒、抽太多煙、

1 來自希臘文的字根，是「愛」的意思。

狂歡太多（或太少）、說太多空談、有太多憂慮。現在有太多非黑即白的極端思想，要不全有，要不就全無，但自然的法則不是這樣。

自然中有平衡。飛禽走獸等野生動物的破壞是少量的，生態系統不會被大量消滅。植物被吃掉，但會再長回來；生命賴以維生的養分來源被汲取，但又會再度補充。花朵得到欣賞，果實進入肚腹，但根留了下來。人類還沒有學會平衡，更不要說實踐平衡了。他們受貪婪和野心引導，並被恐懼左右，照這樣下去，最終會自取滅亡。但自然會存活下來；至少植物能夠存活。

真正的幸福是建立於簡單之上。過度思考和行動會降低幸福。一切過度都會混淆基本價值。信仰虔誠的人會告訴我們，幸福來自於用愛填滿內心、來自信念和希望、來自踐行慈善和分享善意。他們確實是對的。有了這些態度，平衡和和諧通常就會隨之而來。它們是一種存在的狀態。

在當下的時代氛圍之下，它們還是另一種改變過的意識狀態。現在人類在地球上就像處於一種不自然的狀態中，他們必須到達這種改變的意識狀態，好讓自己充滿愛、慈善和簡單，感受純粹，並擺脫長久以來糾纏在身上的恐懼。

人們要怎麼到達這種經過改變的意識狀態，接受這個不同的價值觀呢？到達了以後，又要怎麼持續維持呢？答案似乎很簡單，可以在所有宗教的共同點裡找到。人類是不死的，我們在做的就是學習功課。我們都在學校裡。如果你相信靈魂不死，一切就是這麼簡單。

如果人類有一部分是不死的，而且歷史上也有證據讓人相信這點，那為什麼我們還要對自己行各種惡事呢？為什麼我們要踩在別人頭上、欺凌他人，來獲得個人的『利益』，然後讓我們無法真正學習呢？我們最後似乎都將去到同一個地方——雖然前進的速度不同，沒有任何人高於其他人。

想想這些功課。在智性上，答案一直都在那裡，但這需要透過體驗實化，藉由『情感化』以及實踐概念在潛意識留下永久的印記。只是在主日學[2]背下內容並不足夠，口頭說說而缺少行為沒有價值。要閱讀或談論愛、慈善和信仰是很容易的，但要真的去做、去感受，沒有這個經過改變的意識狀態是很難做到的。這

2 基督教教會於禮拜日教導信徒理解聖經義理、教派信仰、道德倫理等，在日常生活中實踐基督教的價值觀。

裡說的不是由藥物、酒精或出乎意料的情感所引發的過渡狀態，而是要透過知識和理解才能達到的持久狀態，要用實際的行為、行動和作為，再加上練習，才能維持不斷。是要將幾乎可說是神祕的教誨轉化，透過練習讓它變成日常熟悉的事物，讓它變成習慣。

必須瞭解沒有任何人高於其他人。去感受。練習幫助他人。我們都在同一艘船上，如果我們不齊心協力，我們種下的東西會非常寂寞。」

在另一個晚上，我做了另一個夢，夢裡我在發問：「你說所有的人都是平等的，但現實中明顯不是這樣，和這個說法非常衝突：為什麼人們在德性、性格、財務、權利、能力和才能、智性、算術能力等各方面都是不平等的呢？」

老師用一個譬喻作為回答：「這就像在每個人的心中，都能找到一顆很大的鑽石。想像一個一英呎長的鑽石，鑽石有一千個刻面，但這些刻面上覆蓋著泥土和焦油，而清理每一個刻面，讓它們都能散發光芒、映照出彩虹的各種色彩，這是靈魂的工作。

有些人已經清理了許多刻面，閃著耀眼的光輝，其他人只清理了部分，就顯得較為黯淡。但是，在泥土的遮蓋之下，每個人的內在都擁有一顆閃耀的鑽石，上面有一千個能折射光芒的刻面。這顆鑽石是完美無瑕的，人與人之間的差別只在於清理完成的刻面數量而已。但每顆鑽石都一樣，每顆鑽石都是完美的。

當所有的刻面都清潔完畢，閃現出跨越光譜各顏色的光芒，鑽石就會回到一開始最純粹的能量。光芒不會改變。這就像是製造鑽石的反向過程，一個把所有的壓力釋放掉的過程。那股純粹的能量存在於各種顏色的光芒之中，而那些光芒中蘊含著意識和知識——而且所有的鑽石都是完美的。」

有的時候，問題雖然複雜，答案卻很簡單。

「我該怎麼做呢？」在某個夢裡，我這麼問道，「我知道自己能治療並療癒處於痛苦中的人。但來找我的人數多過我能處理的數量了。我好累。但我怎麼能拒絕那些這麼需要幫助、我又剛好能幫忙的人呢？說『不行，已經夠了』是對的嗎？」

我得到了「你的角色不是要當個救生員」這樣的回覆。

最後，我還想舉一個例子，是給其他精神科醫師的訊息。我在某天早晨六點從這個夢醒來，夢裡我在講課，臺下坐著眾多精神科醫師。

「在精神醫學偏重使用藥物干預的潮流下，雖然傳統作法的進展有時難以辨識，但不要捨棄我們專業的傳統教導非常重要。我們不能忘記，我們仍然在和病患交流，並且要帶著耐心和同理心這麼做。我們仍在花時間這麼做。我們要推廣病人對疾病的理解，並用這份理解和因而產生的自我認知來療癒病人，而不只是用雷射光束移除有問題的部分。我們仍要用希望來治癒。

在現今的時代背景下，其他醫療科別也許認為這些傳統治療的作法過於緩慢、花費太多時間並且難以維持，他們更傾向運用科技而非談話，相信電腦偵測到的血液化學物質，而非醫師、病人間產生的人際化學反應。但後者不只能療癒病人，也能為醫師帶來成就感。符合理想、遵守倫理並且能建立醫病情感關係的醫療方式逐漸被符合經濟效益、高效、隔絕人際接觸並銷蝕滿足感的方式所取代。正是因為如此，我們的同行感到越來越孤立並憂鬱，而病人則感到被催促、空虛，缺乏關懷。

我們應該避免受到高科技引誘，成為同行的模範。我們應該展現耐心、理解和同理心如何同時幫助病人和醫生。我們必須花更多時間敞開心胸談話、教導並喚醒希望和復原的期待——這些醫師作為療癒者應具備的特質已被許多人忘記，但我們必須時時記得，並以身作則，成為其他醫師的榜樣。

高科技對於研究有神奇的幫助，也能促進對人類症狀和疾病的瞭解，它可以是很有價值的臨床工具，但它永遠不能取代真正的醫師精神中必須含有的人道特質和方法。精神醫學可能是所有醫療專科中最具人性尊嚴的一個。我們是老師，我們不能為了加入潮流同化就放棄這個角色，尤其在當下的時代更不能如此。」

我到現在還會作類似的夢，雖然頻率已大幅減少，但經常在冥想時，或者在高速公路上開車時、甚至在無意識神遊時，都會有話語、想法和畫面跳進我的腦袋裡。這些東西往往與我清醒時的慣性思考方式或概念有很大的差異，但它們的出現通常十分即時，能夠解決當時正困擾我的問題，不只能幫助我治療病人，也讓我的日常生活多所受益。我認為這些現象是我直覺能力的延伸，而得到這些啟示讓我深受鼓舞。對我來說，雖然前路仍然十分遙遠，但這是我正在往正確方向前進的徵兆。

我傾聽我的夢境和直覺以獲得指引。在我這麼做的時候，一切都會進行得很順利，但若是我拒絕聽從它們，則一定會有阻礙發生。

我仍然能感覺到大師們在我身旁，我不確定我的夢境和直覺是不是受到祂們的影響，但我高度懷疑那確實是祂們的饋贈。

# 尾聲

這本書到這裡就告一段落了，但故事還在繼續。凱瑟琳痊癒後狀態穩定，之前的症狀不曾復發。對於為病人進行前世回溯，我一直非常謹慎，我會考慮他們個人的各種症狀、對其他療法的反應、容不容易接受催眠、對這個方法是否抗拒以及我對於病人是否適合催眠的直覺判斷。

在凱瑟琳之後，我又對十二個病人使用了前世回溯療法，讓他們在催眠狀態下回憶多個前世的經歷細節。這些病人都沒有思覺失調、幻視幻聽或多重人格障礙，他們的病況都戲劇性地快速好轉。

這十二個病人的背景和性格有很大的差異。有一位是猶太人女性，是住在邁阿密海邊的家庭主婦，她在催眠中逼真地憶起在耶穌過世後，她在巴勒斯坦被一群羅馬士兵強暴。十九世紀的她在紐奧良經營妓院，中古世紀時在法國的修道院生活，另外也曾在日本度過愁苦的一生。除了凱瑟琳以外，她是唯一能夠從中介狀態傳達訊息的病人，她吐露的訊息非常具有靈性，而且也知道我個人生活的過往事件。她甚至還有能精準預測某些未來事件的能力。她的訊息來自另一個特定的靈體，目前我正在仔細歸檔她的療程紀錄。我的內在仍是個不折不扣的科學家，因此所有關於她的材料必須經過仔細的檢視、評估和驗證。

其他的病人除了死亡、離開身體和漂浮著接近明亮光線之外，不記得太多其他的事，也無法轉達訊息或想法，但他們都有鮮明的前世回憶。一個優秀股票經紀人曾在維多利亞時期的英國度過愉快但無聊的一生。一名藝術家曾在西班牙宗教法庭時期受到殘酷迫害。一個無法開車過橋或穿過隧道的餐廳老闆，在催眠中想起自己在久遠之前，曾在某個近東國家被活埋。一名年輕的物理學家回憶起自己曾是維京人，在海上遇到嚴重的創傷性事件。一個電視臺主管六百年前曾在佛羅倫斯被折磨。而這只是部分的病人名單。

這些人都記得不只一個前世，並且也在接連想起不同前世後擺脫了症狀。他們每一個人現在都堅定地相信自己之前曾經活過，將來也會繼續轉世——他們消弭了對死亡的恐懼。

並不是每個人都需要進行催眠回溯療法，或者去找靈媒或媒介。那些具有嚴重症狀，讓生活變得困難或極度困擾的人可以選擇這麼做，對其他人來說，保持開放的心態才是最重要的事。要瞭解生命不僅僅是眼前所見，生命遠比我們的五感更為豐富，並且願意接受新知識和新體驗。

「我們的任務是要學習，透過知識接近神的存在。」

我對於這本書會對我的事業產生什麼影響已經不再憂慮。分享這些資訊才是更重要的事，而且，如果這本書受到注意，它能對世界產生的益處，將會比我在診療室裡為個別病人進行治療多得多。

我希望，目前為止你讀到的東西能對你有所幫助，能幫助你減少對死亡的恐懼，並希望那些關於生命真正意義的訊息能讓你自由，活出最豐盛的生命，找到和諧和內在的平靜，並且帶著愛對待你身邊所有的人。

高寶書版集團
gobooks.com.tw

AM 002
**輪迴八十六次的生命覺醒之旅：當精神科醫師與靈性大師相遇，十六場探索前世今生的對話，喚起內在深處的自我療癒力**
Many Lives, Many Masters: The True Story of a Prominent Psychiatrist, His Young Patient, and the Past-Life Therapy That Changed Both Their Lives
作　　者　布萊恩．魏斯（Brian L. Weiss）
譯　　者　林怡孜
主　　編　林子鈺
責任編輯　高如玫
封面設計　林政嘉
內頁排版　賴姵均
企　　劃　陳玟璇
版　　權　劉昱昕

發 行 人　朱凱蕾
出　　版　英屬維京群島商高寶國際有限公司台灣分公司
　　　　　Global Group Holdings, Ltd.
地　　址　台北市內湖區洲子街88號3樓
網　　址　gobooks.com.tw
電　　話　(02) 27992788
電　　郵　readers@gobooks.com.tw（讀者服務部）
傳　　真　出版部(02) 27990909　行銷部 (02) 27993088
郵政劃撥　19394552
戶　　名　英屬維京群島商高寶國際有限公司台灣分公司
發　　行　英屬維京群島商高寶國際有限公司台灣分公司
法律顧問　永然聯合法律事務所
初版日期　2024年09月



國家圖書館出版品預行編目(CIP)資料

輪迴八十六次的生命覺醒之旅：當精神科醫師與靈性大師相遇，十六場探索前世今生的對話，喚起內在深處的自我療癒力/布萊恩.魏斯(Brian L. Weiss)著；林怡孜譯.--初版.--臺北市：英屬維京群島商高寶國際有限公司台灣分公司, 2024.09
　面；　公分. --

譯自：Many lives, many masters: the true story of a prominent psychiatrist,his young patient,and the past-life therapy that changed both their lives

ISBN 978-626-402-072-5（平裝）

1.CST：凱瑟琳（Catherine, 1952 or 1953-）　2.CST：魏斯（Weiss, Brian L. (Brian Leslie), 1944-）　3.CST：催眠療法　4.CST：心理治療　5.CST：輪迴

418.984　　113012903

GOBOOKS & SITAK GROUP ©